我的血糖我做主

WO DE XUE TANG WO ZUO ZHU

王建华 编著

中国科学技术出版社

·北 京·

图书在版编目（CIP）数据

我的血糖我做主 / 王建华编著 . -- 北京 : 中国科学技术出版社 2017.12

ISBN 978-7-5046-7647-4

Ⅰ. ①我… Ⅱ. ①王… Ⅲ. ①糖尿病—防治 Ⅵ. ① R587.1

中国版本图书馆 CIP 数据核字（2017）第 202285 号

策划编辑　崔晓荣
责任编辑　黄维佳　李　娜
装帧设计　胜杰文化
责任印制　马宇晨

出　　版　中国科学技术出版社
发　　行　科学普及出版社发行部
地　　址　北京市海淀区中关村南大街 16 号
邮　　编　100081
发行电话　010-62173865
传　　真　010-62173081
网　　址　http://www.cspbooks.com.cn

开　　本　720mm × 1000mm　1/16
字　　数　178 千字
印　　张　13.75
版　　次　2017 年 12 月第 1 版
印　　次　2017 年 12 月第 1 次印刷
印　　刷　北京盛通印刷股份有限公司
书　　号　ISBN 978-7-5046-7647-4/R · 209
定　　价　29.00 元

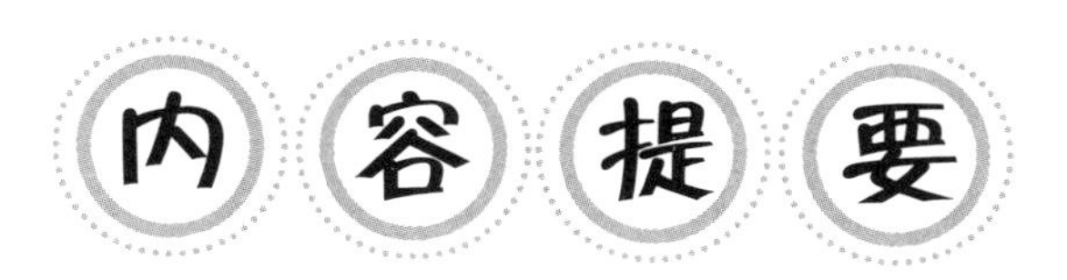

糖尿病作为一种慢性终身性疾病，除了进行必要的医药治疗，更重要的是“吃”和“动”。从某种意义上说，这两方面对疾病的发展有很大的影响。有感于此，作者按照糖尿病防治“五架马车”的内容要求，精心选取了近百个临床最常见、最实用的问题，进行了深入浅出的解答，特别是对一些临床经验、关键细节和生活技巧都做了专门介绍。本书语言通俗易懂，具有很强的科学性、实用性和可操作性，适合广大糖尿病患者及其家属以及基层全科医生阅读和参考。

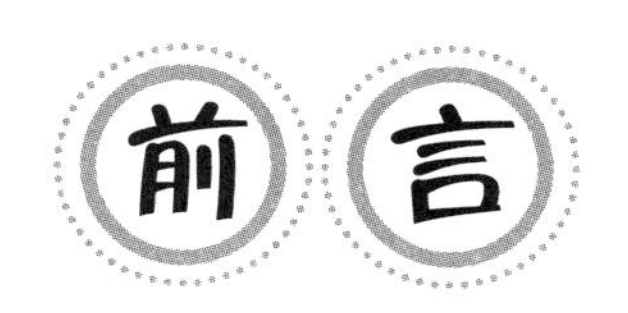

随着生活方式、饮食结构的改变以及老龄化社会的到来，全球范围内糖尿病患者的数量正以惊人的速度增长。根据 2013 年公布的最新调查数据，目前中国成年人糖尿病的患病率为 11.6%，处于糖尿病前期的人口占总人口的 50.1%。也就是说，10 个成年人里就有一位糖尿病患者，每两个成年中就有一位糖尿病前期患者。而 1980 年全国糖尿病的患病率仅为 0.67%，短短 30 年间增加了 17 倍。当前糖尿病流行的另一趋势是发病年龄趋于年轻化，特别是儿童 2 型糖尿病增长迅速，不少国家 2 型糖尿病已占儿童糖尿病的 50% ~ 80%。糖尿病发病率增长最快的是经济增长迅速的发展中国家。目前，糖尿病已成为继心脑血管疾病、恶性肿瘤之后引起人类致残、致死的第三位杀手，严重影响患者的生活质量，给家庭及社会带来沉重的经济负担。世界卫生组织（WHO）专家预言，糖尿病将成为 21 世纪的头号流行病，这绝非是危言耸听。

糖尿病除了与遗传有关之外，与人们的生活方式有密切的关系。随着经济水平的提高，国人的膳食结构逐渐趋向“西化”，鸡鸭鱼肉以及甜食摄入太多，而杂粮蔬菜摄入过少，这种高热量、高脂肪、低纤维素饮食再加上运动量严重不足，正是当今糖尿病患病人数持续攀升的主要原因。

也许有人会问，糖尿病是否是生活富裕之后不可避免的必然结果？答案是否定的。回顾历史，糖尿病过去多出现在经济发达国家，但随着健康教育水平的提高，发达国家居民的生活方式逐渐走向科学化，糖尿病的患病率已经与人们的经济收入成反比。西方国家的富人一般都有较强的自我保健意识，能够合理膳食，而且注重体育锻炼，他们的糖尿病患病率普遍低于当地的穷人。因此，控制糖尿病，健康的生活方式才是关键。

我们常说预防糖尿病要注意“四个点”，即“少吃点、勤动点、多懂点、放松点”。这其中最重要的是要“多懂点”，许多糖尿病患者就是因为自己的无知而付出了惨痛的代价，不光是金钱甚至是生命。防治糖尿病，不能完全依赖药物，还要配合科学的饮食与合理的运动，而这一切都离不开科学理念的指导。起初病情相似的两个糖尿病患者，最终的结局可能是天壤之别，之所以如此，对糖尿病的认知水平和自我管理水平的不同可能是最主要的原因。

糖尿病作为一种慢性终身性疾病，很多情况都需要患者自己去应对，医生固然重要，但他（她）不可能随时陪在身边，更不能代替患者“吃”和“动”。从某种意义上说，“你的健康你做主，你就是你自己的保护神”。当然，这个你是用科学知识武装起来的你。

有感于此，笔者按照糖尿病防治“五架马车”的内容要求，精心选取了近百个临床最常见、最实用的问题，进行了深入浅出的解答，特别是对一些临床经验、关键细节和生活技巧都有专门介绍，相信会对广大糖尿病患者及其家属以及基层全科医生以很大的帮助，这也是笔者编写本书的初衷。

山东省济南医院糖尿病诊疗中心主任　王建华

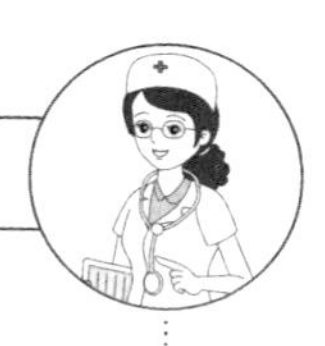

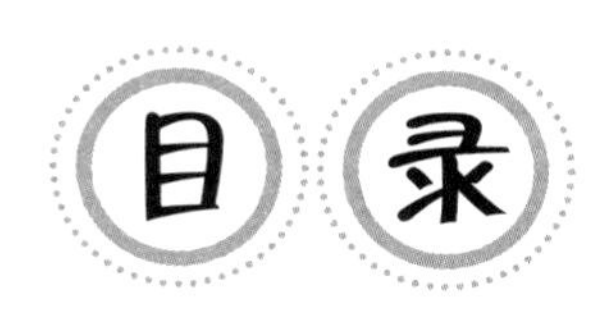

第1章　半数国人遭遇“甜蜜杀手”

第2章　与糖尿病面对面

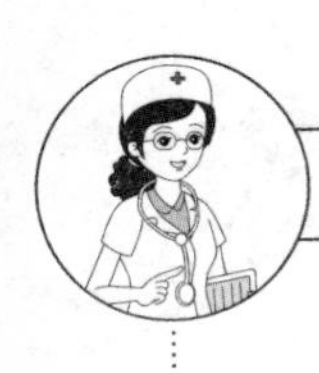

第3章 专家帮您化解疑团

第4章 警惕糖尿病并发症

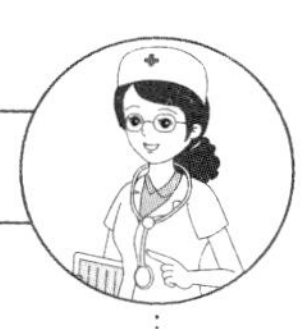

第5章 糖尿病患者应“会吃”“好动”

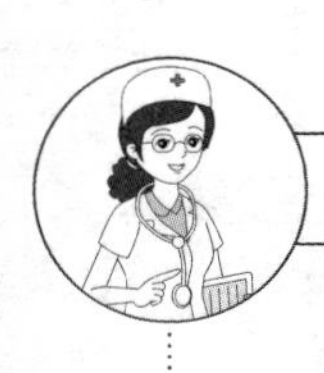

第6章 如何抗击糖尿病

第7章 科学对待糖尿病

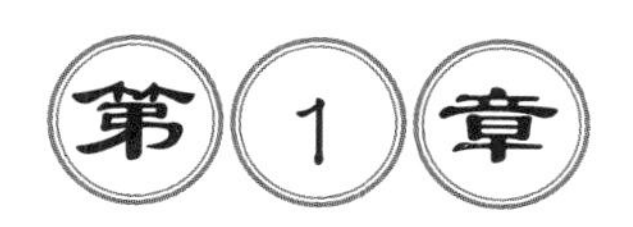

半数国人遭遇“甜蜜杀手”

若将时光倒流20年，“糖尿病”对老百姓还是个十分陌生的名词；时至今日，糖尿病对大多数人早已是“耳熟能详”。伴随着我国经济的高速增长，这个“甜蜜杀手”正以惊人的速度向我们袭来，它给百姓健康带来的巨大危害可谓触目惊心，以至于不少人闻“糖”色变。人们不禁要问，好日子刚开了个头，为何又被这个“恶魔”缠上？糖尿病激增的原因究竟是什么？谁将是糖尿病队伍的下一位？

请看……

◎糖尿病——21世纪的流行病

◎糖尿病患者为什么越来越多

◎糖尿病害你有多深

◎糖尿病的“后备军”

糖尿病——21 世纪的流行病

糖尿病是一种常见的以糖代谢紊乱为主要特征的慢性代谢性疾病，被称为文明社会的“富贵病”，其死亡率仅次于心脑血管疾病及癌症，居第三位，是严重威胁人类健康的三大杀手之一。

由于体内胰岛素分泌绝对或相对不足，加之机体对胰岛素不敏感，使葡萄糖不能被充分利用，从而导致体内糖、脂肪、蛋白质、水、盐等一系列代谢紊乱，形成了糖尿病。临床表现为口渴多饮、多尿、多食、消瘦等自觉症状，血糖升高、尿糖阳性。

随着社会经济的发展及生活水平的提高，人口老龄化以及不良生活方式的影响，糖尿病的患病率急剧增加，已经成为 21 世纪全球范围的流行病。根据世界卫生组织（WHO）的统计，2015 年全球约有 4.15 亿成年人患有糖尿病，每年至少有 500 万人死于糖尿病，占所有死亡人数的 8.39%。近 30 年来，我国成人糖尿病的患病率从 1979 年的 0.67% 迅速增至 2012 年的 11.6%，而糖尿病前期的患病率更是高达 50.1%。按照这一比例，我国糖尿病患者人数已达 1.14 亿人，糖尿病前期人数接近 5 亿人，换句话说，每 10 位中国成年人中，就有一位糖尿病患者，另有 5 位糖尿病前期患者。目前，我国现已取代印度，成为全球糖尿病头号大国。

需要警惕的是，糖尿病发病的低龄化倾向越来越明显，且有将近

2/3 的糖尿病患者合并各种慢性并发症。可以毫不夸张地说，如今的我们，正在不知不觉当中大步跨进危机四伏的“高糖时代”。

问题的严重性还远不止此，由于缺乏科学知识，广大群众对糖尿病还不够了解和重视，几乎一半以上的人对糖尿病知之甚少或一无所知。许多人患病后，依然恶习不改、大吃大喝；还有许多人虽已身患糖尿病自己却浑然不知，由此导致并发症居高不下。目前，糖尿病已成为影响我国人民健康的主要公共卫生问题之一。

糖尿病患者为什么越来越多

根据流行病学调查，在全球范围内，糖尿病的发病率呈高速增长态势，被世界卫生组织（WHO）称为 21 世纪的流行病。那么，导致糖尿病暴发流行的因素究竟有哪些呢？

1. 遗传因素

糖尿病的发病与遗传有关，欧美等国家白种人糖尿病的患病率为 3% ~ 10%，而生活在这些地区的印度及中国移民的患病率可达 15% ~ 20%。中国人可能属于易患糖尿病的种族。一般说来，2 型糖尿病的遗传性比 1 型糖尿病更明显，母亲有 2 型糖尿病，其子女患病概率约为 20%。父亲有糖尿病，子女患病概率约为 15%，父母均有 2 型糖尿病，子女则约有 25% 患病。需要指出的是，糖尿病的遗传主要是一种易患倾向，至于是否发病或何时发病，与环境因素有很大关系。我们常说，糖尿病是遗传和环境因素长期共同作用的结果，遗传因素是得糖尿病的

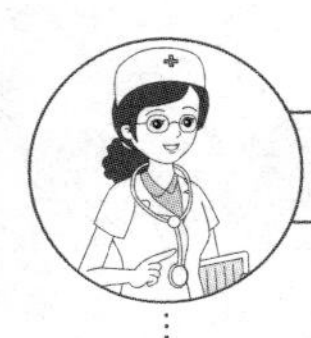

内因和基础，而环境因素则是得糖尿病的外因和条件，是发病的诱因。外因通过内因而起作用。只有内因和基础，还不一定会得糖尿病，有内因又有外因的个体才会患病。

2. 平均寿命的延长

随着年龄的增长，胰岛分泌功能逐渐衰退。因此，老年人是糖尿病的高发人群。建国以前，我国人均寿命为 40 岁，而目前我国人均寿命已超过了 70 岁（男性 74 岁，女性 77 岁），其中 60 岁和 80 岁以上的人口分别超过了 10% 和 7%。人口老龄化是我国糖尿病患者剧增的另一个重要原因。

3. 医疗条件改善

随着经济收入和生活水平的提高，人们的保健意识逐渐增强，对糖尿病的警惕性提高，同时由于有了更加便捷、先进的检测手段，使糖尿病的诊断率大大提高。

4. 生活水平的提高

随着经济的高速发展，菜篮子越来越丰富，饮食结构发生了很大变化，餐餐精米白面，顿顿大鱼大肉，肉蛋奶吃得多了，粗粮、蔬菜吃得少了，高热量、高脂肪、高蛋白饮食使糖尿病队伍空前壮大。

5. 不健康的生活方式

相对于物质生活水平的迅速提

高，人们的健康保健知识十分贫乏。餐餐肥甘厚味，出门以车代步，由于热量摄入过剩，运动量严重不足，再加上生活节奏快，工作压力大，心理应激增加，这些因素均可诱发或加重糖尿病。

6. 肥胖因素

现代医学研究表明，肥胖与糖尿病有很大关系，肥胖者体内的脂肪总量增加，而脂肪细胞表面的胰岛素受体数目减少，使之对胰岛素的敏感性降低，最终发生糖尿病。据调查，有 60% ~ 90% 的成年糖尿病患者都属于肥胖体型。

以上因素中，生活方式的改变是导致糖尿病激增最重要的原因。

糖尿病“害”你有多深

糖尿病是一种全球性的流行性疾病，随着经济生活的高速发展，其患病率急剧增高，已成为威胁人类健康的第三大杀手。我们说，高血糖本身并不可怕，真正可怕的是糖尿病的各种并发症，真正称得上是“无孔不入”“无恶不作”，从头到脚、从里到外、从肉体到精神都无一幸免，其对患者的影响是多方面的、严重的和终身性的，与之相伴的还有长期高额的医疗支出，但最终患者还是难逃致残和早亡的结局。

一、残害您的机体

在糖尿病的早期阶段，患者除了血糖偏高以外，可以没有任何症状，但如果因此而满不在乎、放松警惕，持续的高血糖可以在不知不觉中侵蚀您全身的大、小血管及神经，引起体内各个组织器官的病变，导致各种严重的急、慢性并发症。

1. 急性并发症

以糖尿病酮症酸中毒和非酮症高渗高糖性昏迷最为常见，前者多见于1型糖尿病以及处于应激状态(如急性感染、急性心脑卒中、精神刺激、外伤、大手术、暴饮暴食)的2型糖尿病，后者多见于老年患者。此外，低血糖也是糖尿病在治疗过程中经常发生的一种急性并发症，轻度低血糖时可有心慌、手抖、饥饿、出冷汗等表现，重度低血糖可引起意识障碍、昏迷甚至死亡。

急性并发症往往来势汹汹，如果不能及时救治，病死率很高。随着医疗水平的提高，尤其是胰岛素的广泛应用，急性并发症的发病率及病死率较以往显著下降。

2. 慢性并发症

与急性并发症相比，如今慢性并发症越来越多，已成为导致糖尿病患者致残、致死的首要因素。

（1）心脏病变：糖尿病可引起冠状动脉硬化、狭窄和堵塞，导致冠心病（心绞痛、心肌梗死）、糖尿病心肌病甚至发生猝死。糖尿病引起的心脏病尽管病情较重但症状却往往不典型，无痛性心肌梗死较为多见。糖尿病性心肌病最常见的症状是心脏扩大及心律失常，后期则出现心力衰竭。糖尿病患者发生心梗的危险比非糖尿病患者高3 ~ 4倍。

（2）脑血管病变：主要是脑血栓，脑出血则相对少见。轻者出现半身麻木或活动不灵，重则导致瘫痪、神志不清、深昏迷，危及生命。糖尿病患者发生脑卒中者的危险是非糖尿病患者的2 ~ 4倍。

（3）肾脏损害：是糖尿病最常见的微血管并发症之一。在早期阶段，患者症状常不明显，尿微量白蛋白排泄率增加是其唯一表现，很容易被忽略，以后随着肾小球滤过率下降，体内代谢废物不能排出，血肌

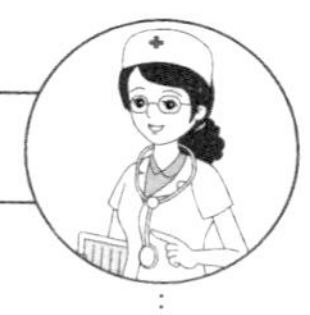

酐及尿素氮开始升高，并出现临床症状，病情进一步发展可导致尿毒症。有资料显示，微量白蛋白尿的出现率在病程 10 年和 20 年后可分别达到 10% ~ 30%和 40%，且 20 年后有 5% ~ 10%的患者恶化成终末期肾病，糖尿病患者发生尿毒症的危险性是非糖尿病患者的 17 倍，在接受透析的终末期肾病患者中有一半是糖尿病患者。

（4）糖尿病眼病：包括视网膜病变、白内障、眼肌麻痹、青光眼等，其中以视网膜病变最为多见。早期患者可无任何症状，随着病情进展，眼底反复出血、视力减退、视野缩窄，严重时可导致失明。糖尿病致失明的危险性为非糖尿病患者的 25 倍。我国相关资料报道，病程在 10 年的糖尿病患者有 50% 发生视网膜病变，15 年以上者有 80% 发生视网膜病变，而 2%的患者将完全失明。

（5）阳痿：主要是高血糖导致神经及外周血管病变所致。周围神经病变会影响患者阴茎的触觉感受，降低勃起反应并导致射精功能障碍；自主神经受到影响时，则会失去对勃起组织血管的控制调节作用；周围动脉血管病变阻碍阴茎供血，导致勃起障碍。

（6）神经损害：神经病变的患病率在糖尿病病程为 5 年、10 年、20 年后分别可达到 30% ~ 40%、60% ~ 70%和 90%。感觉神经受损，患者可出现手脚麻木疼痛、感觉异常（蚁行感、灼热感）、感觉迟钝或丧失、无痛性心肌梗死。运动神经受损，患者可出现浑身没劲，走路像踩着棉花感。自主神经受损，患者可出现静息心率增快、直立性低血压、出汗异常、纳呆、胃轻瘫、膀胱尿潴留、阳痿、顽固性便秘、腹泻等征象。

（7）糖尿病足：由于长期高血糖造成下肢血管病变及神经损害，并在此基础上合并感染，导致下肢溃疡及坏疽，病情严重者需要截肢。据统计，因糖尿病足坏疽而截肢者为非糖尿病患者的 20 倍。据美国相关资料统计，成年截肢患者有 40% 是由糖尿病足坏疽所致，危害性极大。

（8）各种感染：糖尿病患者由于抵抗力差，容易并发呼吸道及尿道感染、肺结核、皮肤黏膜感染及牙周炎。

（9）微循环障碍：症状常常表现为下肢发凉怕冷、皮肤干燥脱屑、脚腿皮肤发暗变紫等。

（10）对孕产妇及胎儿的损害：如果血糖控制不好，糖尿病孕妇易出现流产、胎儿发育畸形、死胎、新生儿低血糖等妊娠并发症，母亲及胎儿死亡率均较高。

二、淘空您的钱袋

糖尿病不仅严重影响人们的身体健康，也给各国政府与人民带来了沉重的经济负担。根据世界卫生组织（WHO）的统计，2015 年全球用于糖尿病防治的医疗费用已经超过了 4710 亿美元。我国每年糖尿病相关治疗费用高达 510 亿美元，约占当年全国卫生总费用的 8%。有许多家庭由于糖尿病并发症的高额治疗费用而因病致贫、因病返贫。

三、缩短您的寿命

根据世界卫生组织（WHO）的报告，糖尿病患者的数量正以惊人的速度增长，糖尿病已经成为大多数国家居民早逝的主要死因之一。2015 年全球约有 4.15 亿成年人患有糖尿病，每年至少有 500 万人死于糖尿病，占所有死亡人数的 8.39%。我国目前糖尿病患者超过 1 亿，每年因糖尿病死亡的人数超过 100 万人，据统计，糖尿病可使寿命平均缩短 10 年。

四、降低您的生活质量

糖尿病目前尚不能根治，一旦发生，将终身相伴。糖尿病注重细节管理，尤其是在饮食方面有严格要求，为此，患者将会失去很多生活乐趣和行动自由。糖尿病的慢性并发症具有高度致残性，严重者会对患者的生活和工作造成不利影响。来自于健康和经济两方面的担忧，对患者

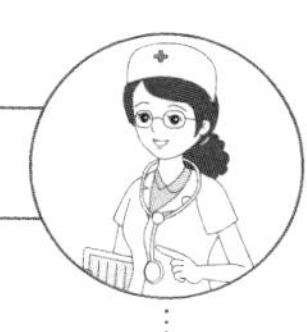

本人及其家属都是一个巨大的精神压力，据统计，糖尿病人群心理障碍发生率可高达 30% ~ 50%。上述种种情况，使患者的生活质量大大降低。

有许多专家担心，随着城市化进程和社会经济的高速变革，肥胖人数剧增，可能会造成糖尿病在发展中国家迅速蔓延，就连儿童和青少年也不能幸免，其巨大危害甚至不亚于艾滋病。因此，大力提倡健康的生活方式，并展开积极的干预措施，已成为各国防治糖尿病的当务之急。

谁是糖尿病的后备军

据统计，我国糖尿病的患病率已从 20 世纪 80 年代的 0.6% 增至目前的 11.6%，现有超过 1 亿的糖尿病患者。此外还有接近 5 亿的糖调节受损（impaired glucose regulation，IGR）者，作为“后备役”部队源源不断地充实到糖尿病大军当中。

正常人空腹血糖 < 6.1 毫摩尔 / 升，75 克葡萄糖负荷后 2 小时血糖 < 7.8 毫摩尔 / 升；糖尿病患者的空腹血糖 ≥ 7.0 毫摩尔 / 升，75 克葡萄糖负荷后 2 小时血糖 ≥ 11.1 毫摩尔 / 升。糖调节受损（IGR）是指血糖（包括空腹以及餐后 2 小时）高于正常人但尚未达到糖尿病患者的诊断标准。IGR 分为下列三种情况。

（1）空腹血糖受损（impaired fasting glucose，IFG）：空腹血糖介于 6.1 ~ 7.0 毫摩尔 / 升，而餐后 2 小时血糖正常。

（2）糖耐量受损（impaired glucose tolerance，IGT）：餐后 2 小时血糖为 7.8 ~ 11.1 毫摩尔 / 升，而空腹血糖正常。

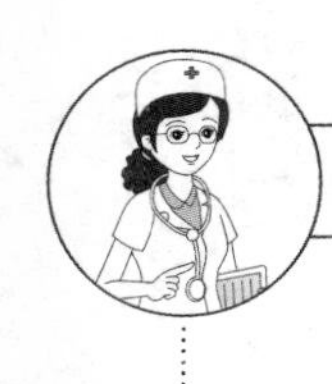

（3）第三种情况：IFG 和 IGT 合并存在。

以往临床上往往只查空腹血糖，忽视餐后血糖的检测，这样容易造成 IGT 和早期糖尿病的漏诊，因此，在排查和诊断糖尿病时，应同时测定空腹及餐后血糖。

现已知道，几乎所有的 2 型糖尿病在发生糖尿病之前，都要经过 IGR 阶段。这部分人群被称为糖尿病的后备军，主要包括下列人群。

（1）年龄 40 岁以上、有糖尿病家族史者。

（2）有高血压、高血脂、脂肪肝、超重或肥胖，特别是腹型肥胖者。

（3）有巨大儿（4 千克以上）分娩史的妇女；有过妊娠并发症（如多次流产、妊娠中毒症、羊水过多、胎死宫内等）。

（4）血糖增高或尿糖呈阳性者。

在许多人甚至包括一些临床医生看来，IGR 诊断糖尿病尚不够条件，也没有任何症状，因而对其抱着不重视、无所谓的消极态度。事实上，IGR 离糖尿病只有一步之遥。如果不进行干预，在 5 年后，其中一半的人不可避免地都会发展为糖尿病。还有一部分 IGR 患者由于长期伴有胰岛素抵抗或高胰岛素血症、高脂血症、高血压，而提前发生心脑血管疾病。有充分的证据表明，通过对 IGR 的干预治疗，可以防止其逐步向糖尿病转化，减少心脑血管疾病的发生、发展。

特别值得注意的是，为数众多的 2 型糖尿病患者往往无症状或者症状不典型，有资料报道，无症状的糖尿病患者占糖尿病患者总数的一半左右。这些患者由于没有口渴、多饮、尿频等症状，虽然患病却浑然不觉，最后由于治疗时机的贻误而出现严重并发症。从防治糖尿病的战略高度上看，对重点人群进行糖尿病普查非常必要。建议从 40 岁开始，在每年的体检中加入常规化验血糖（包括空腹及餐后）检查，以便于 IGR 和糖尿病的早期发现及干预。

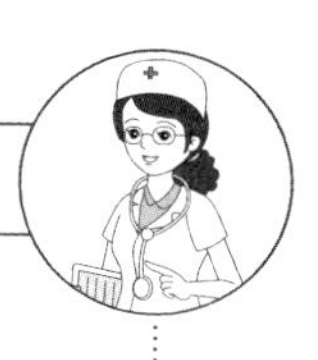

对 IGR 的干预措施包括非药物干预和药物干预两个方面。

（1）非药物干预：可简单归纳为 4 点。①多学点。通过糖尿病教育，丰富自己的糖尿病防治知识，提高治疗的依从性。②少吃点。减少每天的热量摄入，清淡饮食，戒除烟酒。③勤动点。坚持规律性有氧运动，增加热量消耗。④放松点。力求做到心境平和，不急不躁，避免精神过度紧张。

（2）药物干预：由于改变生活方式、坚持长期运动在具体实施过程中存在一定困难，因而药物干预就显得举足轻重。国际上推荐的药物有阿卡波糖、二甲双胍，这些药物能提高组织对胰岛素的敏感性，保护胰岛 β 细胞，纠正糖耐量异常，而且不会引起血糖及体重增加。

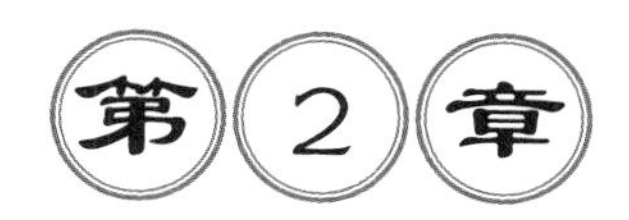

与糖尿病面对面

在人体的胰腺上散在着一些神奇的小岛——胰岛，其中蕴含的宝藏就是“胰岛素”。作为降低血糖的一把利器，胰岛素对维持体内血糖的稳定至关重要，糖尿病就是胰岛素缺乏或作用减低的结果。俗话说“没有规矩，不成方圆”，那么，糖尿病的诊断标准是什么？糖尿病有哪些典型症状？又有哪些不易为常人察觉的蛛丝马迹？其危害究竟有多大？

请看……

◎神奇的“胰岛”

◎撩起糖尿病的面纱

◎糖尿病有哪些另类信号

◎糖尿病的诊断与分型

◎诊断糖尿病要避开这些误区

◎判断有无糖尿病并发症应做哪些检查

◎血糖控制在什么范围比较合适

◎治疗糖尿病只要把血糖控制好就行吗

神奇的“胰岛”

胰脏呈细长、椭圆形，位于胃的后下方，横卧于后腹壁，相当于第一腰椎的水平。它重65 ~ 75克，长12 ~ 15厘米，分头、体、尾三部分，胰头被铁蹄形的十二指肠所包绕，并开口于十二指肠腔内。胰脏是人体内重要的消化腺和内分泌腺器官。胰脏所分泌的胰酶可帮助消化。在胰腺中有许多散布于其中的细胞群，叫作胰岛，胰岛约占胰脏的1%。胰岛素是由胰岛 β 细胞所分泌，它是体内唯一的降糖激素。胰升糖素由胰岛 α 细胞所分泌，作用与胰岛素相反，可以拮抗胰岛素的作用。

胰岛素是人体唯一具有降糖作用的激素。打个简单比方，胰岛素就好比是控制血糖转运、贮存及代谢的钥匙，只有在胰岛素与细胞膜表面的胰岛素受体相结合，打开跨膜通道的闸门之后，血液中的葡萄糖才能顺利地进入细胞内，被人体所利用，经过代谢产生能量或者将多余的葡萄糖转变为糖原储存起来。如果胰岛素缺乏，或者不能很好地与胰岛素受体结合，葡萄糖只能滞留在血液中，导致血糖升高并从尿液中流失，这就是我们所说的糖尿病。当然，胰岛素不但可以使糖类转变为能量，而且还参与蛋白质（氨基酸等）和脂肪（甘油三酯等）的转化过程。当作为体内主要燃料的糖类供应不足时，肝在胰岛素的帮助下，也能将一部分氨基酸转化为葡萄糖（医学上称之为“糖异生”），作为燃料使用。此外，胰岛素还能使氨基酸用于修补肌肉和身体组织，或用于创伤愈合等。

由此可知，胰岛是生产胰岛素的大本营，而胰岛素则是与体内新陈

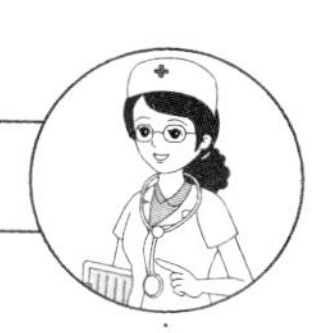

代谢尤其是糖代谢密切相关的一种激素。

撩起糖尿病的面纱

糖尿病，中医称为消渴。早在公元前的中医学文献中，就记载消渴患者的尿是甜的，具有多吃、多喝、多尿等临床特征，到后期患者往往疲乏、消瘦，故名“消渴”，并且提出营养过剩及肥胖与糖尿病的发病有着密切关系。然而，古人以证候为中心的认识与疾病的本质还有不小的差距，这种状况直到19世纪才有了明显的进步。1815年Cherveul证明尿糖的本质是葡萄糖，1869年Paul Langerhans发现了胰岛，1889年Josef von Mering和Oskar Minkowski进一步证明了胰腺和糖尿病发病的关系，1921年两位澳大利亚学者Frederic Bangting和Charls Best发现了胰岛素，这些发现为我们认识和治疗糖尿病开辟了一个崭新的时代。

正常人的体内有一定浓度范围的葡萄糖（简称血糖），为我们的日常活动提供能量。当我们进食以后，血液中葡萄糖的浓度升高，在胰岛素的作用下，血液中的葡萄糖进入细胞内，经过一系列生物化学反应，为人体生命活动提供所需能量。当人体中缺乏胰岛素或者靶组织细胞对胰岛素的敏感性降低时（即“胰岛素抵抗”），血液中的葡萄糖不能顺利地进入细胞内进行代谢，使得血液中的葡萄糖浓度异常增高，尿中出现葡萄糖，导致糖尿病的发生。

糖尿病的病因至今还不十分清楚。目前一般认为，糖尿病是一种在遗传因素和环境因素的共同作用下，由于机体胰岛素分泌不足或靶组织细胞对胰岛素不敏感（即“胰岛素抵抗”）而引起的葡萄糖、蛋白质及脂质代谢紊乱的一种终身性疾病。

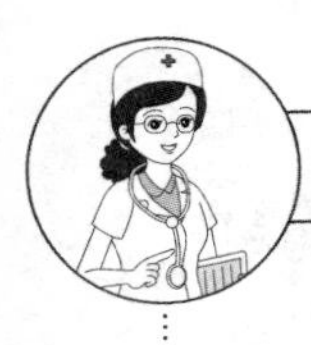

不同类型的糖尿病，其发病机制也不相同。1型糖尿病是由于自身免疫反应，导致胰岛β细胞严重毁损，致使胰岛素绝对缺乏所致；2型糖尿病是在遗传背景下，由于环境因素（如肥胖、精神压力、感染、创伤等）的影响，导致机体胰岛素抵抗及胰岛素分泌不足所致；妊娠糖尿病是由于妊娠后体内各种对抗胰岛素的激素分泌增加，孕妇自身的胰岛功能失代偿所致；而其他特殊类型糖尿病，包括胰岛β细胞功能缺陷，胰岛素功能缺陷、胰腺外疾病、内分泌疾病、少见的免疫介导型糖尿病以及一些遗传病伴随的糖尿病、某些药物和化学物质引起的糖尿病等，都有各自的原因，在此不再赘述。

糖尿病的特征为血液葡萄糖浓度异常升高，典型症状表现为“三多一少”，即多饮、多尿、多食及体重减轻，且伴有疲乏无力。如果病情得不到很好的控制，进一步发展则引起全身各种严重的急、慢性并发症。急性并发症主要有酮症酸中毒、糖尿病高渗性昏迷等。随着病程的延长，其代谢紊乱可导致眼、肾、神经、血管及心脏等组织器官的慢性并发症，以致最终发生双目失明、尿毒症、下肢坏疽、严重感染、脑卒中或心肌梗死，严重威胁身体健康，也是造成患者致死、致残的主要原因。

糖尿病有哪些另类信号

具有“三多一少”（多饮、多食、多尿、体重下降）典型症状的糖尿病患者不到所有糖尿病患者的一半，相当数量的糖尿病患者要么没有症状，要么症状不够典型，因而很容易被漏诊或误诊。糖尿病的不典型症状主要包括以下几方面。

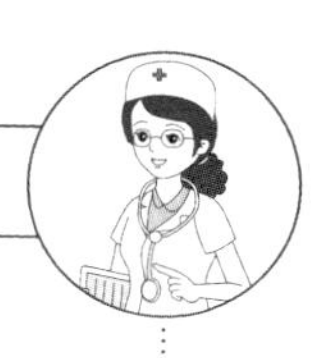

1. 性功能障碍

调查发现，男性糖尿病患者合并阳痿者约占50%，这与糖尿病自主神经病变有关。所以，以往性功能正常的中年男子，发生阳痿或勃起不坚时，应及时化验血糖，排除糖尿病。

2. 胃肠道功能紊乱

糖尿病性自主神经病变常可影响胃肠道功能，使胃肠道蠕动减慢，胃排空延迟，患者表现为腹胀、纳呆或顽固性便秘。少数患者也可出现慢性腹泻，或腹泻与便秘交替，但往往不伴有腹痛及脓血便。

3. 异常出汗

糖尿病性自主神经病变时可出现汗液分泌异常，即便室温不高（尤其是吃饭时）也常常大汗淋漓，且以颜面、上身为主，下肢较少。

4. 排尿无力及尿潴留

高血糖可损害支配膀胱的自主神经，影响膀胱的收缩与排空，患者表现为缺乏尿意、排尿费力，膀胱残余尿增多以及“张力性尿失禁”。男子出现上述情况时，如果前列腺肥大被排除，则应怀疑糖尿病的可能。

5. 直立性低血压

由于糖尿病自主神经病变，造成血管舒缩功能紊乱，当久坐、久卧后突然起立时，由于血管不能反射性收缩，从而导致血压下降，发生一过性脑缺血，出现头晕、眼花甚至晕厥。

6. 女性反复出现尿路感染、阴部瘙痒

女性由于尿道较短，本身就比男性容易发生尿路感染。当糖尿病控制不佳时，尿糖含量较高，后者是细菌的最佳培养基，如果同时合并“神经源性膀胱”，导致尿潴留，使尿道感染的机会大大增加。

7. 全身皮肤瘙痒或经常生疖感染者

高血糖可刺激皮肤神经末梢，导致皮肤瘙痒。

8. 餐前饥饿感

不少糖尿病患者的最早症状不是“三多一少”，而是餐前饥饿难耐。造成餐前饥饿感的主要原因是胰岛素分泌延迟，与血糖的变化不同步，餐后血糖达高峰时，胰岛素分泌却没达峰，到下顿餐前血糖下来时，胰岛素分泌反而达到高峰，这样就造成了低血糖（反应性低血糖），引起餐前饥饿难耐。

9. 视力减退

糖尿病可累及双眼，引起糖尿病视网膜病变及白内障，从而影响视力，发病率随着病程与年龄的增加而增加。其中，糖尿病视网膜病对视力影响最严重，可造成突然视物模糊。

10. 下肢感觉异常

糖尿病累及周围神经时可引起末梢神经炎，表现为对称性下肢感觉异常，如麻木、灼热感、蚁爬感、针刺痛或者是感觉减退或消失。

11. 有类似肩周炎症状者

肩周炎是老年人常见的一种病症，主要表现为肩部疼痛及活动受限。有些糖尿病患者也可出现类似的症状，这是由于患者体内糖代谢失调，易发生动脉硬化及神经病变，导致肩关节周围神经、肌肉组织得不到充足的营养，而出现相应的病理改变。因此，有肩周不适的患者，也应同有手足发麻疼痛的患者一样，应当做尿糖、血糖及葡萄糖耐量试验，以排除糖尿病。

12. 其他症状

伤口溃疡久治不愈；能吃同时伴有不明原因的体重下降；妇女分娩巨大胎儿（出生体重大于或等于 4 千克），有习惯性流产或胎死宫内等。

所以，即使没有出现“三多一少”症状的人，只要具有上述情况之一，都应尽快到医院就诊，化验血糖和尿糖，以便于糖尿病的早期诊断

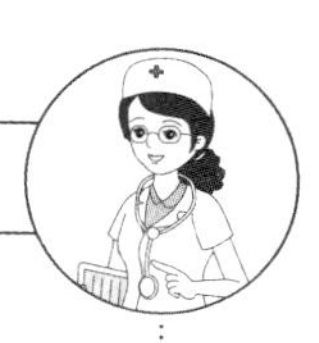

和早期治疗。

糖尿病的诊断与分型

一、糖尿病的诊断

1999年9月，世界卫生组织（WHO）颁布的糖尿病最新诊断标准如下。

1. 有“三多一少”（多饮、多食、多尿、体重减轻）的糖尿病症状，且符合以下3条之一者，即可诊断为糖尿病。

（1）空腹血浆血糖≥7.0毫摩尔/升。

（2）随机（一天中任意时间）血浆血糖≥11.1毫摩尔/升。

（3）口服葡萄糖耐量试验（OGTT）：餐后2小时血浆血糖≥11.1毫摩尔/升。

2. 如果没有明显症状，只要重复2次血糖化验结果均达到以上标准，也可诊断为糖尿病。

正常人空腹血糖为3.9～6.1毫摩尔/升，餐后2小时血糖<7.8毫摩尔/升。如果患者空腹血糖为6.1～7.0毫摩尔/升，称为“空腹血糖异常”；与此类似，餐后2小时血糖为7.8～11.1毫摩尔/升，称为“糖耐量低减”。上述两种情况介于正常人和糖尿病患者之间，日后进展为糖尿病的机会甚大，我们把这部分人称为糖尿病的后备军，应当引起高度重视、及早干预。

二、糖尿病的分型

糖尿病主要包括：1型糖尿病、2型糖尿病、妊娠糖尿病和特殊类型的糖尿病。

1型糖尿病：主要由自身免疫损害所致，约占糖尿病患者总数的5%，发病年龄较早，多见于儿童和青少年。1型糖尿病患者往往起病急，“三多一少”症状明显，容易发生酮症酸中毒，许多患者是以酮症酸中毒为首发症状。由于患者的胰岛功能极差，胰岛素分泌呈低平曲线，因而必须用外源性胰岛素治疗，否则将会反复出现酮症酸中毒，甚至导致死亡。另外，1型糖尿病患者的β细胞自身抗体（如ICA、IAA、GADA）检查多呈阳性。

2型糖尿病：是由遗传与环境因素共同作用的结果，约占糖尿病患者总数的90%。多见于中、老年人，特别是肥胖者。2型糖尿病患者常有家族史，大多起病缓慢，“三多一少”的典型症状较轻，也可以没有任何症状，较少出现酮症酸中毒。多数患者在饮食控制及口服降糖药治疗后可稳定控制血糖，但病程较长、晚期出现胰岛功能衰竭的患者，同样也需要补充外源性胰岛素控制血糖。

妊娠糖尿病：是指妊娠期间发生的糖尿病，它是由于妊娠期间雌激素、孕激素等拮抗胰岛素的激素分泌增加，导致胰岛素绝对或相对不足所致。该病多发生在有糖尿病家族史、肥胖、高龄的孕妇中。妊娠糖尿病无论对孕妇还是对胎儿均有不良影响。糖尿病孕妇本人易合并妊高征、羊水过多、难产、产后出血等；她们孕育的胎儿则容易流产、死胎、巨大儿、早产，另外，分娩后新生儿容易出现低血糖休克。随着分娩的结束，多数妊娠糖尿病患者的血糖可恢复正常，但有近1/4的患者若干年后会发生永久性糖尿病。

特殊类型糖尿病：主要包括胰腺疾病（例如胰腺切除）、内分泌疾病（皮质醇增多症、嗜铬细胞瘤、肢端肥大症等）以及药物因素（如糖皮质激素、某些利尿药等）所致的糖尿病。

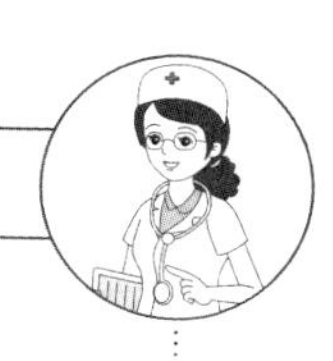

诊断糖尿病要避开这些误区

糖尿病是一种以高血糖为主要特征的慢性全身代谢性疾病，可累及全身各个器官，导致各种急慢性并发症，严重影响人类的健康。按照教科书上的诊断标准，糖尿病的诊断似乎并非难事；但事实上，由于对糖尿病的诊断标准把握不当，糖尿病在临床中经常被误诊或漏诊。为了正确诊断糖尿病，需要避免下列误区。

误区一：没有“三多一少”症状，就可以排除糖尿病。

有些患者甚至包括少数基层医生错误地认为，凡是糖尿病患者都有“三多一少”（即“多饮、多食、多尿及消瘦”）症状，若患者没有“三多一少”症状，就可以排除糖尿病。

解析：通常情况下，只有当血糖明显升高（超过10毫摩尔/升），患者才会出现“三多一少”症状。而根据上述糖尿病诊断标准，只要空腹血糖≥7.0毫摩尔/升就可以诊断为糖尿病，由此可知，对于空腹血糖为7.0～10毫摩尔/升的轻症糖尿病患者，如果单纯依赖“三多一少”症状来诊断的话，十之八九会被漏诊。需要指出的是，“口渴、多饮、多尿”并非糖尿病的专利，某些其他内分泌疾病（如尿崩症）也可出现上述症状，因此，我们不能完全根据症状来诊断或排除糖尿病。

综上所述，诊断糖尿病，症状不是必要条件，关键是看血糖是否达标，后者才是诊断糖尿病的金标准。即便患者没有症状，只要有2次血糖检测结果达到诊断标准，同样可以确诊为糖尿病。

误区二：尿糖阳性可诊断为糖尿病，尿糖阴性可排除糖尿病。

在许多人看来，糖尿病患者尿中必定含糖，否则就不算糖尿病。这

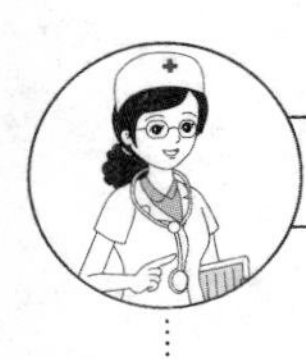

种观点是不对的。

解析：在血糖水平正常的情况下，血液流经肾小球时滤出的葡萄糖可被肾小管全部重新吸收入血，故尿糖检测呈阴性。当血糖升高到一定水平时，肾小球滤液里的葡萄糖不能完全被肾小管重吸收，剩余的部分随尿排出，于是尿糖检测呈阳性。在肾功能正常的情况下，血糖与尿糖具有一致性，即血糖越高，尿糖越高。医学上，将能够出现尿糖的最低血糖值称为“肾糖阈”。正常成人的肾糖阈约为10毫摩尔/升，老年人的肾糖阈甚至比这还要高。也就是说，糖尿病患者血糖浓度至少在10毫摩尔/升以上，尿糖才会呈阳性。我们知道，只要空腹血糖≥7.0毫摩尔/升就可以诊断为糖尿病。对于那些空腹血糖为7.0～10毫摩尔/升的早期轻症糖尿病患者，如果靠尿糖阳性来诊断，这部分患者肯定会被漏诊。再者，尿糖阳性也未必一定就是糖尿病，例如，某些肾小管疾病，由于肾小管对葡萄糖的重吸收发生障碍，尽管患者血糖正常，尿糖却呈阳性，我们称之为“肾性糖尿”；还有，妇女在妊娠期间，肾糖阈往往降低，也可出现血糖正常而尿糖阳性的情况。

因此，不能靠尿糖阳性与否诊断或排除糖尿病，而应以空腹、餐后2小时血糖或糖耐量试验检查结果作为糖尿病的诊断依据。

误区三：空腹血糖正常就可排除糖尿病。

许多人去医院化验只查空腹血糖，如果空腹血糖正常，就认为没有糖尿病。

解析：有的患者虽然空腹血糖正常，但餐后2小时血糖明显升高并达到糖尿病的诊断标准（≥11.1毫摩尔/升），同样也可诊断为糖尿病。我国糖尿病患病率很高，但知晓率很低（不足40%），漏诊的主要原因与不测餐后血糖有很大关系。为什么空腹血糖正常而餐后血糖升高呢？这是因为在没有进餐，没有糖负荷压力的时候，这些患者的胰岛功能尚

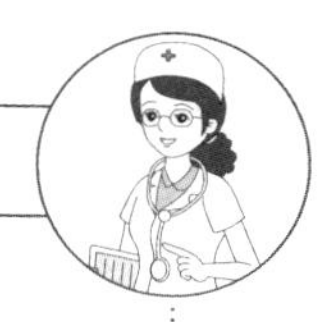

能勉强应付，而一旦进餐、糖负荷增加以后，患者的胰岛分泌功能失代偿，从而导致餐后血糖升高。

误区四：诊断糖尿病时没注意排除应激因素。

诊断糖尿病关键看血糖，此外，还要排除可致血糖一过性升高的应激因素。

解析：许多应激因素，如高热、严重感染、创伤、手术等，均可引起血糖升高，但这种血糖升高往往是一过性的，随着应激因素的解除，患者血糖可随之恢复正常。在诊断糖尿病时，应将应激因素导致的一过性血糖升高排除在外。

误区五：用快速血糖仪的检测结果诊断糖尿病。

如今，很多社区诊所及个人都有血糖仪，它具有便捷、快速的优点。需要特别指出的是：血糖仪的检测结果只能作为院外血糖监测使用，而不能用来诊断糖尿病，因为血糖仪的检测结果与医院大生化仪的检查结果存在一定的出入。

解析：按照世界卫生组织（WHO）的规定：诊断糖尿病是根据静脉血浆（注：血液分离去除掉红细胞等有形成分后剩余的部分即为血浆）血糖的测定结果，而血糖仪测的是毛细血管全血血糖，它比静脉血浆血糖低10%～15%。因此，如果以快速血糖仪的检测结果来诊断糖尿病，很容易使那些空腹血糖轻度升高的早期糖尿病患者被漏诊。血糖仪只能作为糖尿病病情监测之用，而不能作为糖尿病的诊断依据。诊断糖尿病必须到医院抽静脉血用大生化仪检测。

总之，诊断糖尿病不能全凭症状或依据尿糖，血糖才是诊断糖尿病的金标准，这其中包括空腹血糖和餐后2小时血糖。血糖略偏高或存在糖尿病高危因素的人，体检一定要查空腹和餐后的血糖水平，不可因为空腹血糖正常就轻易排除糖尿病的发生。

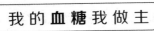

判断有无糖尿病并发症应做哪些检查

无论是新被诊断的糖尿病患者，还是老糖尿病患者，都很想知道自己是否有糖尿病并发症。该做哪些检查以明确诊断呢?

1. 眼科检查——明确是否有糖尿病眼病

初步检查：去眼科检查视力、扩瞳查眼底。

进一步检查：对于眼底病变可疑者或有增殖前期、增殖期视网膜病变者，应进一步做眼底荧光造影。

2. 心脏检查——明确是否并发冠心病、高血压

初步检查：标准12导联心电图、卧位和立位血压。

进一步检查：疑有心血管病变者，检查心脏超声、24小时动态心电图和24小时血压监测。

3. 肾脏检查——明确是否有糖尿病肾病

初步检查：尿常规、尿镜检、24小时尿白蛋白定量或尿白蛋白与肌酐比值、血肌酐和尿素氮。

进一步检查：有肾脏病变者，可行肌酐清除率测定。

4. 神经系统检查——明确是否有糖尿病神经病变

初步检查：四肢腱反射、立卧位血压、音叉振动觉或尼龙丝触觉。

进一步检查：怀疑有神经病变者，行神经传导速度测定、痛觉阈值测定等。

5. 足部检查——明确是否有糖尿病足病变

初步检查：足背动脉、胫后动脉搏动情况和缺血表现、皮肤色泽，

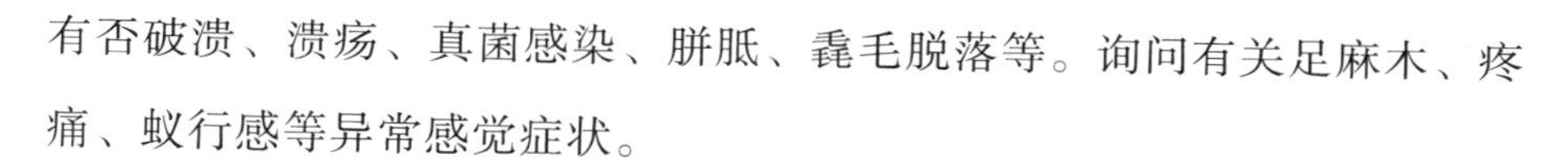

有否破溃、溃疡、真菌感染、胼胝、毳毛脱落等。询问有关足麻木、疼痛、蚁行感等异常感觉症状。

进一步检查：有下肢缺血者，可行多普勒超声检查、血流测定、肱动脉与足背动脉血压比值。

6. 血液生化检查——了解是否有高脂血、高尿酸血症及肝功能异常

血脂［总胆固醇、甘油三酯、低密度脂蛋白（LDL-C）和高密度脂蛋白（HDL-C）］、尿酸、电解质、肝功能等。

7. 其他

（1）对于青少年血糖高者和怀疑患有1型糖尿病可能的患者，查胰岛细胞抗体、胰岛素抗体和谷氨酸脱羧酶抗体以及血胰岛素或C肽水平等。

（2）对于有胰岛素抵抗表现的患者，须测定空腹血胰岛素等。完成并发症筛查后，对于无并发症的患者，原则上，2型糖尿病患者应每年筛查1次。1型糖尿病患者如首次筛查正常，3～5年后应每年筛查1次。

血糖控制在什么范围比较合适

糖尿病分为1型糖尿病、2型糖尿病和妊娠糖尿病，虽然同为糖尿病，但血糖控制标准大不相同。即使同为2型糖尿病，不同病情血糖控制的目标也不同。不同类别的2型糖尿病患者控糖标准如下。

1. 中青年、病程较短、没有明显心脑血管疾病的糖尿病患者

控制目标：空腹血糖4.4～6.1毫摩尔/升，餐后血糖＜7.8毫摩尔

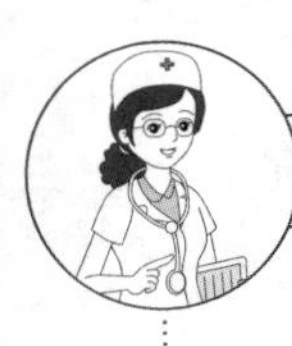

/升，HbA1c < 6.5%，尽量使 HbA1c < 6.0%。

2. 患者病情较轻，通过饮食、运动和口服降糖，便可使血糖控制达标而不发生低血糖的患者

控制目标：这类患者应尽可能使血糖正常或接近正常。即空腹血糖 4.4 ~ 6.1 毫摩尔/升，餐后血糖< 7.8 毫摩尔/升。

3. 胰岛素治疗的非危重患者

控制目标：餐前血糖应尽可能< 7.8 毫摩尔/升且随机血糖< 10.0 毫摩尔/升，HbA1c < 7.0%。

4. 年龄在 70—80 岁的老年患者

控制目标：在安全的前提下，空腹血糖 6.0 ~ 7.0 毫摩尔/升，餐后 2 小时血糖 8.0 ~ 10.0 毫摩尔/升，HbA1c 在 6.5% ~ 7.0%。

5. 合并严重并发症（尤其合并有心脑血管疾病）或经常出现低血糖者

控制目标：血糖控制目标就要相对放宽，一般空腹血糖维持在 7.0 ~ 9.0 毫摩尔/升，餐后血糖在 8.0 ~ 11.0 毫摩尔/升，HbA1c 在 7.0% ~ 7.5%就可以了。

6. 经常出现低血糖、年龄较大或病程较长的患者

控制目标：空腹血糖 7.0 ~ 9.0 毫摩尔/升，餐后 2 小时血糖 8.0 ~ 11.1 毫摩尔/升，HbA1c 在 7.0% ~ 7.5%

治疗糖尿病只要把血糖控制好就行吗

糖尿病是一组代谢综合征，涉及血糖、血脂、血尿酸、血压、肥胖等一系列代谢紊乱，因此，对于糖尿病的治疗仅仅控制好血糖还远远不

够，而应当全方位综合治疗。临床上有些糖尿病患者，虽然把血糖控制得很好，但对高血压、高血脂却疏于管理，结果最终还是出现了心脑血管并发症。国内外大量循证医学证据（如 DCCT、UKPDS 试验等）表明：只有把血糖、血压、血脂等各项代谢指标管理好，做到全方位严格控制达标，才能明显减少或避免各种糖尿病并发症的发生。下面将糖尿病有关指标的控制标准介绍如下（表 1）。

表 1 糖尿病的综合控制目标

	理想控制	一般控制	控制不良
血糖（毫摩尔/升） FPG（空腹） 2hPG（餐后 2 小时）	4.4 ~ 6.1（80 ~ 120） 4.4 ~ 8.0（80 ~ 144）	≤ 7.0（126） ≤ 10.0（180）	＞ 7.0（126） ＞ 10.0（180）
HbA1c（%）	＜ 6.2	6.2 ~ 8.0	＞ 8.0
总胆固醇（毫摩尔/升）	＜ 4.5	≥ 4.5 ~ 6.0	≥ 6.0
LDL-C（毫摩尔/升）	＜ 2.5	2.5 ~ 4.0	＞ 4.0
HDL-C（毫摩尔/升）	＞ 1.1	1.1 ~ 0.9	＜ 0.9
甘油三酯（毫摩尔/升）	＜ 1.5	1.6 ~ 2.2	≥ 2.2
BMI（千克/平方米） 男 女	＜ 25 ＜ 24	＜ 27 ＜ 26	≥ 27 ≥ 26
血压（毫米汞柱）	＜ 130/80	≥ 130/80 ~ 140/90	≥ 140/90

注：引自亚太地区糖尿病治疗指南（第 3 版）

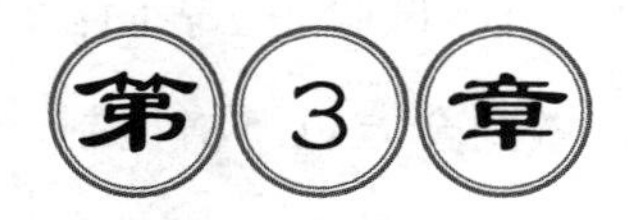

专家帮您化解疑团

当您不幸与“甜蜜杀手”不期而遇，一场终其一生的健康保卫战就此拉开帷幕，面对这个令世人棘手的恶魔，你或许感到悲观沮丧、茫然失措，心中充满不解与困惑。糖尿病究竟该咋看？血糖为何总是居高不下？如何正确选用药物？如何监测和评估病情？如何看懂各项化验检查，生活中有哪些细节需要格外注意？亲爱的病友，不用说，这一切肯定都是您想知道的，下面，就让专家帮您拨开心中的迷雾。

请看……

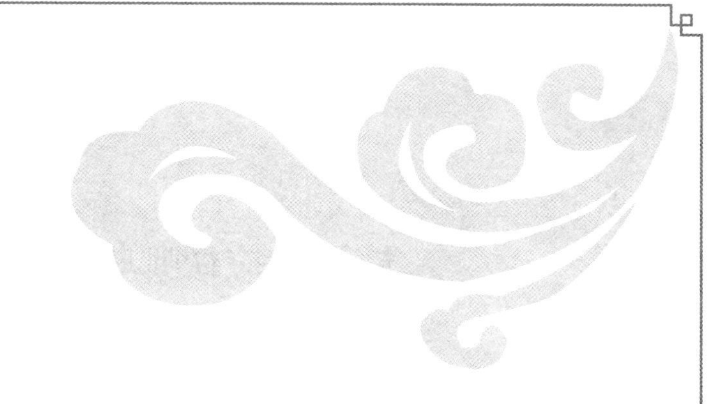

◎把血糖控制好了，还会出现并发症吗

◎口服降糖药缘何会失效

◎中药与西药，降糖效果孰优

◎糖尿病患者何时该住院

◎糖尿病妇女妊娠期间该注意些啥

◎糖尿病为何青睐小胖墩

◎老年糖尿病诊疗有哪些特殊性

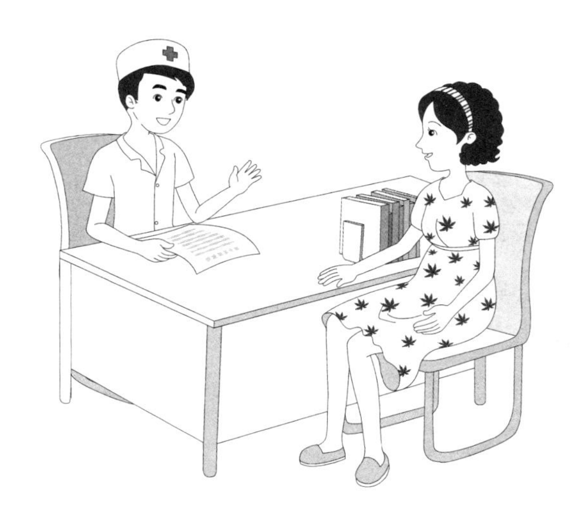

糖尿病应做哪些检查

门诊经常有患者向我咨询，“仅查尿糖能不能确诊糖尿病？”“糖尿病不就是血糖高吗？其他项目还有必要检查吗？”“我的视力正常，为什么还要检查眼底？”诸如此类的问题还有许许多多。如果不将这些问题解释清楚，患者有可能对检查不配合，甚至引起不必要的误解。

我们知道，糖尿病是一种代谢紊乱综合征，可以导致心、脑、肾、眼、神经等多脏器损害。因此，我们到医院看糖尿病，除了明确诊断以外，还应进一步明确是否合并高血压、高血脂、肥胖及其他代谢紊乱，有无糖尿病引起的各种急慢性并发症？病情严重程度究竟如何？这些问题都查清楚了，也就达到了我们看病的目的，同时，也为今后的系统治疗提供了全面的依据。那么，糖尿病患者究竟应做哪些检查呢？

一、与诊断、分型有关的检查

（1）血糖：诊断糖尿病的依据包括空腹和餐后 2 小时血糖，依照世界卫生组织（WHO）的标准，空腹血糖≥ 7.0 毫摩尔 / 升（126 毫克 / 分升）和（或）餐后 2 小时血糖≥ 11.1 毫摩尔 / 升（200 毫克 / 分升），即可诊断为糖尿病。需要注意两点：一是不能忽视餐后血糖，因为它对糖尿病的早期诊断意义更大；二是尿糖仅能作为糖尿病的诊断线索，不能作为诊断依据，换句话说，不能根据尿糖阳性或阴性确诊或排除糖尿病。

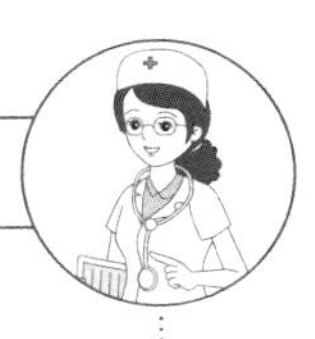

（2）口服葡萄糖耐量试验（OGTT 试验）：当患者空腹或餐后血糖比正常人偏高，但还达不到糖尿病诊断标准时，就需要进一步做 OGTT 试验，来确定究竟是“糖调节受损（IGR）”还是真正的糖尿病。

（3）胰岛功能测定：本试验包括胰岛素释放试验（IRT）和 C 肽释放试验（CPRT），本试验通过测定患者空腹及餐后各个时点胰岛素和 C 肽的分泌水平及曲线特点，了解患者胰岛功能的衰竭程度，协助判断糖尿病的临床分型。

（4）细胞自身抗体检查：包括谷氨酸脱羧酶抗体（GADA）、胰岛素抗体（IAA）、胰岛细胞抗体（ICA）等。此项检查主要用于糖尿病的分型，1 型糖尿病患者往往抗体呈阳性，2 型则否。其中，GADA 在血中出现早、持续时间长，故最有意义。

二、反映血糖平均控制水平的检查

无论是空腹还是餐后血糖，反映的均是某一时刻的血糖值，其结果均受到很多偶然因素的影响，血糖波动大的患者尤其如此。要准确了解一段时期内血糖控制的总体水平，就要检查以下两项。

（1）糖化血红蛋白（HbA1c）：由红细胞中的血红蛋白与血中的葡萄糖结合形成，正常值为 4% ~ 6%（糖化血红蛋白占全部血红蛋白的百分比），它不受一些偶然因素的影响，可以客观准确地反映近 2 ~ 3 个月的总体血糖水平。

（2）糖化血清蛋白（GSP）：由血浆中的白蛋白与葡萄糖结合而成，正常值为 1.5 ~ 2.4 毫摩尔 / 升，可以反映近 2 ~ 3 周总的血糖水平。

三、与代谢紊乱及并发症有关的检查

糖尿病最大的危害来自于它的各种并发症，为了全面了解病情，患者还须检查下列指标。

（1）尿常规：包括尿糖、尿酮体、尿蛋白、白细胞等多项指标，

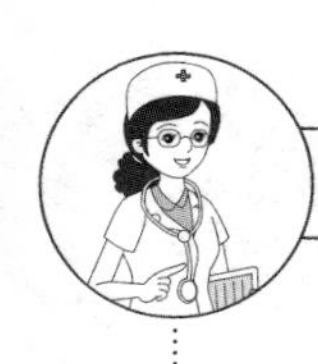

可以间接反映患者的血糖水平，明确是否存在酮症酸中毒、有无泌尿系感染等情况。另外，尿微量白蛋白定量测定还是早期发现糖尿病肾病的重要指标。

（2）血脂：糖尿病患者往往同时合并脂代谢紊乱，对于胆固醇、甘油三酯和低密度脂蛋白升高，而高密度脂蛋白降低的患者应适当选用调脂药物，纠正脂代谢异常。

（3）血压、血黏度："高血压、高血脂、高血黏、高血糖"号称糖尿病患者的四大隐形杀手，初诊时就必须注意了解血压和血液流变学状况，并酌情给予处理。

（4）体重指数（BMI）：BMI= 体重 / 身高 ^{2}（kg/m^2），体重指数可作为每日摄入热量多少的参考，还可以指导临床选药。例如，超重或肥胖的糖尿病患者首选双胍类药物，消瘦的糖尿病患者首选磺脲类药物。

（5）肝、肾功能：一方面了解有无肝功异常及糖尿病肾病，同时还可以指导临床用药，因为在肝、肾功能不全时，有些口服降糖药禁忌使用。

（6）眼科检查：了解有无糖尿病视网膜病变及白内障、青光眼。糖尿病视网膜病变在早期往往没有症状，晚期则没有良好的控制方法，所以，糖尿病患者初诊时就应做眼科检查，绝不能到了眼睛看不清楚时才去查眼底。

（7）神经科检查：用 10 克尼龙单丝进行触觉检查，可以早期发现糖尿病周围神经病变。另外，还应做自主神经方面的相关检查，例如，做立卧位血压测量，以判定有无直立性低血压。

（8）心电图、心脏彩超：了解有无冠心病及心功能不全。

（9）下肢血管超声及造影：了解是否有下肢动脉硬化或狭窄。

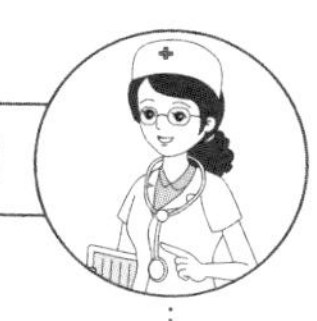

（10）胸片：明确是否合并肺结核或肺部感染。

（11）骨密度检查：了解有无骨质疏松。

一般说来，血糖（包括空腹及餐后）应每周检查1次，血脂、肝功能、肾功能、尿微量白蛋白排泄率每半年化验1次，眼底检查每半年至一年检查1次，糖化血红蛋白每2～3个月检查1次。

需要指出的是：并发症在早期阶段往往没有明显症状，一旦有了症状（如水肿、蛋白尿、视力下降、手足麻木、间歇性跛行等），往往已进入中、晚期，此时病情通常已不可逆转，治疗难度增大，效果欠佳。最好的办法就是防患于未然，早期诊断、及早治疗。因此，在诊断之初，无论患者有无症状，均应进行一次全面体检，以后还要定期复查，以利于并发症的早期发现。记住，正确的诊断是良好治疗的开始。

教您读懂糖尿病化验单

与糖尿病有关的各项检查主要用于糖尿病的筛查、诊断及分型、了解患者胰岛功能状况、评价临床疗效以及糖尿病并发症的早期发现。

1. 尿糖（U－GLU）

正常情况下，尿液中只含有微量的葡萄糖，尿糖定性检查呈阴性，当血糖浓度增高到一定程度（≥160～180毫克/分升）时，肾小管不能将尿液中的葡萄糖全部吸收，尿糖增高呈阳性，临床用“+”号表示。正常情况下，尿糖可以反映出血糖的情况。但尿糖还受许多其他因素的影响，有时血糖与尿糖并不完全一致，例如：当患者有肾小动脉硬化等

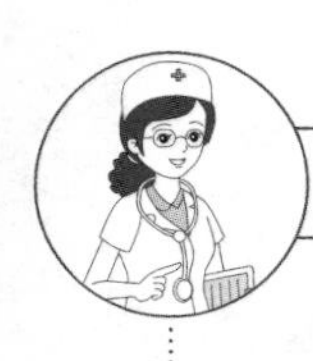

肾脏疾病时，由于肾糖阈增高，尽管患者的血糖很高，尿糖却往往呈阴性；再如，妊娠期妇女肾糖阈往往减低，尽管血糖不高，尿糖也可呈阳性。因此，尿糖结果仅供参考，而不能作为诊断的依据。

2. 血糖（GLU）

临床上所说的血糖是指血液中的葡萄糖而言。空腹血糖（FPG）是指在隔夜空腹（至少 8 ~ 10 小时未进任何食物，饮水除外）于早餐前采血所测的血糖，它主要反映基础胰岛素的分泌功能，正常值为 3.9 ~ 6.1 毫摩尔 / 升；餐后 2 小时的血糖主要反映胰岛 β 细胞的储备功能，即在食物的刺激下，β 细胞分泌胰岛素的能力。空腹血糖（FPG）≥ 7.0 毫摩尔 / 升和（或）餐后 2 小时血糖（P2hPG）≥ 11.1 毫摩尔 / 升为糖尿病；6.1 ~ 7.0 毫摩尔 / 升为空腹血糖异常（IFG），餐后 2 小时血糖在 7.8 ~ 11.1 毫摩尔 / 升为糖耐量异常（IGT），IFG 和 IGT 是介于正常人和糖尿病患者之间的过渡阶段，是糖尿病的高危人群和后备军，应引起高度重视并及早干预。

3. 葡萄糖耐量试验（OGTT）

正常人在一次食入大量葡萄糖后，通过体内的各种调节机制，血糖浓度仅为暂时轻度升高，2 小时后恢复到正常水平，这是人体的“耐糖现象”。给受试者测定空腹血糖后，口服 75 克葡萄糖，分别在 0.5 小时、1 小时、2 小时、3 小时采血测血糖，并画出相应的“血糖—时间曲线”，即为“耐糖量试验”。

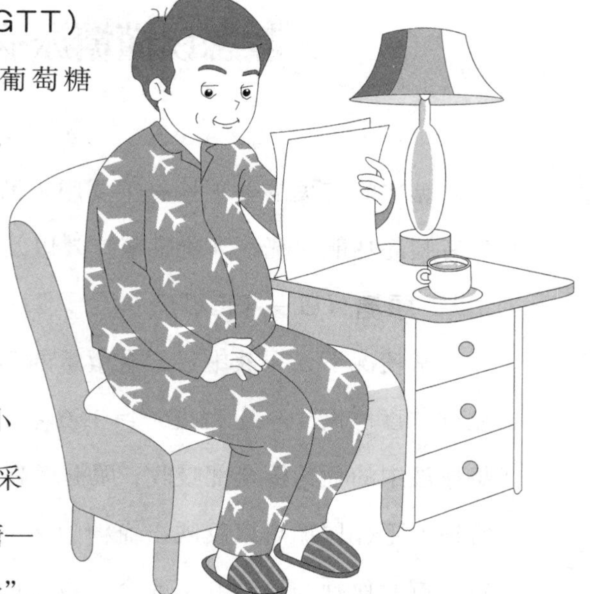

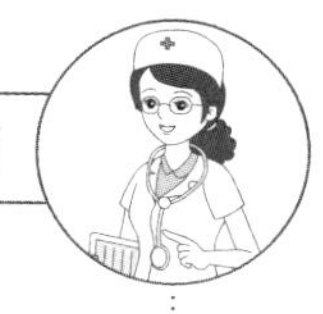

正常值：空腹血糖3.9～6.1毫摩尔/升，血糖在服葡萄糖0.5～1小时达高峰，峰值<8.89毫摩尔/升，2小时后血糖<7.8毫摩尔/升，3小时后血糖恢复正常。如果空腹血糖≥7.0毫摩尔/升，即可诊断为糖尿病。有些糖尿病患者，空腹血糖可能正常或虽然偏高但还不够糖尿病空腹血糖的诊断标准，但服糖后2小时的血糖≥11.1毫摩尔/升，这部分人如果不做葡萄糖耐量试验就可能被漏诊。

4. 糖化血红蛋白（HbAlc）和果糖胺（GSP）

血糖由于受饮食、运动量、情绪、药物的影响而经常波动，因此，测定一次血糖只能反映采血瞬间的血糖水平，不能反映采血前一段时间血糖情况的全貌。而HbAlc是红细胞内的血红蛋白与葡萄糖持续性、非酶促结合的产物，合成的速度与红细胞所处环境的葡萄糖浓度呈正比，由于红细胞的寿命是120天，半衰期是60天，故它可以反映采血前2～3个月的平均血糖水平，正常值：4%～6%。GSP是葡萄糖与血浆中的血清蛋白非酶促结合形成的糖蛋白，血清蛋白的半衰期为19天，故GSP反映的是此前1～3周的平均血糖水平，其正常值为1.5～2.4毫摩尔/升。尤其对于血糖波动较大的糖尿病患者，了解其平均血糖水平更有意义。由于HbAlc和GSP不受每次进食的影响，所以不能用它来指导每日降糖药物的用量。

5. 胰岛功能测定试验

主要用于了解胰岛β细胞的功能状态，协助判断糖尿病类型并决定治疗方案。通常包括以下几种。

（1）胰岛素释放试验：口服75克葡萄糖或馒头100克，测定餐前及餐后血浆胰岛素水平。空腹正常胰岛素值为5～25微单位/毫升（μU/ml），服糖后1小时上升为空腹的5～10倍，3小时后恢复至空腹水平。1型糖尿病患者胰岛素分泌严重缺乏，餐后胰岛素值分泌也无明显增加，释放曲线呈无反应型或低平曲线。2 型糖尿病早期，空腹及餐后胰岛素水平可正常甚至略高，但胰岛素分泌高峰往往延迟至 2 ~ 3 小时出现；2 型糖尿病晚期，由于患者胰岛 β 细胞功能趋于衰竭，其胰岛素分泌曲线可与 1 型糖尿病相似。此时，单靠胰岛素测定来区分 1 型与 2 型糖尿病已无意义。在指导用药方面，如果胰岛素分泌量不低，说明主要问题是胰岛素抵抗，治疗上应控制饮食、加强锻炼、减肥，主要选择改善胰岛素抵抗的药物（如双胍类及胰岛素增敏剂等）；如果胰岛素分泌严重缺乏，则应及时加用胰岛素治疗。

（2）C 肽释放试验：C 肽是胰岛素原最后生成胰岛素时的等分子离解产物，因此，C 肽测定可以间接反映自身胰岛素的分泌情况，正常人空腹血浆 C 肽值为 0.8 ~ 4.0 微克 / 升。餐后 1 ~ 2 小时增加 4 ~ 5 倍，3 小时后基本恢复到空腹水平，本试验意义与胰岛素释放试验相同。其优点在于：血清 C 肽测定可以排除外源性胰岛素的干扰，能更准确地反映患者自身胰岛的分泌功能。

6. 尿微量白蛋白（MALB）测定

糖尿病患者常易并发肾损害，如不及时发现和治疗，会逐渐发展为尿毒症。早期糖尿病肾病，尿常规检查尿蛋白常为阴性，易被忽略，待尿常规中出现尿蛋白时，肾脏病变往往已不是早期。尿微量白蛋白测定是反映早期肾损害的良好指标，如尿 MALB 超过 30 毫克 /24 小时或 20 微克 / 分钟，则提示有早期肾损害，此时严格地控制血糖并及时用药，肾功能多半可以恢复正常。

7. 血、尿酮体检查

重症糖尿病患者由于胰岛素严重缺乏及糖利用障碍，造成脂肪大量分解，产生大量酮体并在血中堆积，引起糖尿病酮症酸中毒，如不能及时发现和救治，可危及患者生命。尿酮体检查是筛查试验，结果阳性也

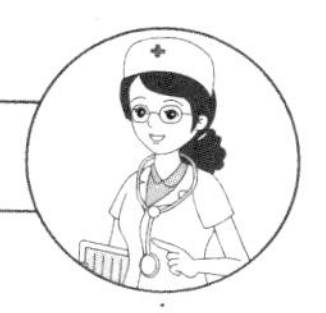

可能是由于不能进食，呕吐造成的；结果阴性也不能完全排除酮症，故准确性较差。可靠的试验是测定血中的 β－羟丁酸含量，超过 0.5 毫摩尔 / 升，就提示有糖尿病酮症。

8. 免疫学检查

包括谷氨酸脱羧酶抗体（GADA）、胰岛细胞抗体（ICA）和胰岛素自身抗体（IAA）等，主要用于糖尿病的分型。正常人以及 2 型糖尿病患者的这三种抗体测定均为阴性，而 1 型糖尿病多呈阳性，其中，GADA 最有价值，其阳性率可高达 90% 且可持续多年。

9. 血脂

糖尿病是一种代谢紊乱综合征，除血糖高以外，往往还有血脂代谢异常、血流变异常、高血压等，它们共同构成了糖尿病慢性并发症的高危因素，糖尿病患者的血脂控制应更加严格，总胆固醇（TC）应＜ 4.5 毫摩尔 / 升，甘油三酯 （TG）应＜ 1.5 毫摩尔 / 升，高密度脂蛋白胆固醇（HDL-C）应＞ 1.1 毫摩尔 / 升，低密度脂蛋白胆固醇（LDL-C）应＜ 2.5 毫摩尔 / 升。

您知道该如何监测血糖吗

糖尿病患者的血糖监测是糖尿病诊断与治疗中极为重要的内容，然而血糖监测也是有很多要点需要注意的。

首先，新买的血糖仪、每次启用新的试纸条及血糖仪更换电池后，都应用随血糖仪所带的质控液进行仪器校正，当怀疑血糖仪不准确时，

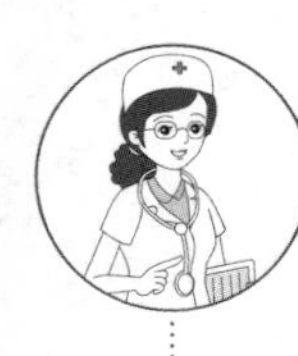

应随时进行仪器校准。

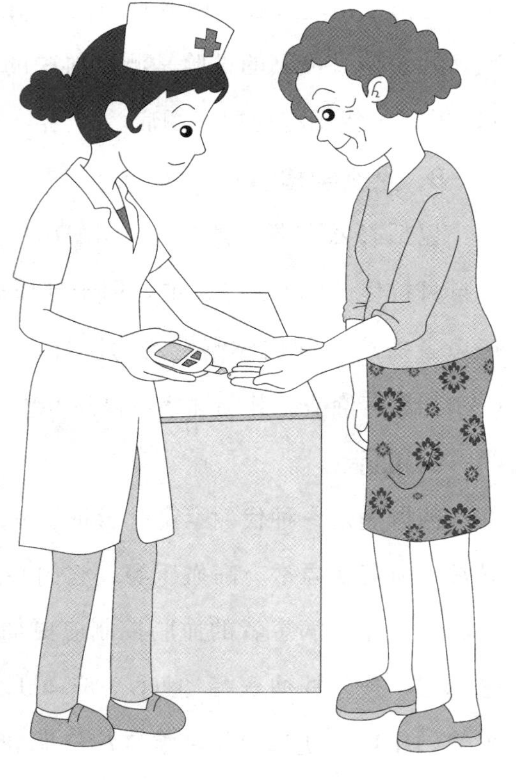

第二，开启试纸以前，要看清试纸上的批号是否与血糖仪相符，并将血糖测试用品（血糖仪、血糖试纸、采血器等）存放在干燥清洁处。

第三，采血前要做好充分的准备。可用肥皂和温水将手（尤其是采血部位如指腹侧面）洗干净，并用干净的餐巾纸或棉球擦干；切勿挤压手指来获得血样，否则组织间液进入会稀释血样而干扰血糖测试结果。

第四，要记录血糖测试结果，同时要详细记录饮食、运动等多方面的信息，以便更好地用以评价血糖控制趋势及药物、饮食和运动对血糖控制的影响，指导治疗方案的调整。

第五，要明确什么是达标的、控制良好的血糖。根据《中国2型糖尿病防治指南（2010版）》，血糖的控制目标应为：空腹血糖3.9 ~ 7.2毫摩尔/升，非空腹血糖≤10毫摩尔/升，糖化血红蛋白＜7%，但强调血糖控制目标应高度个体化。

第六，监测血糖频率要因人而异，应根据患者不同的治疗方案以及血糖控制情况选择不同的监测频率。糖尿病患者要明确自己目前的治疗方案，是注射胰岛素还是口服药物治疗。如果是注射胰岛素，一天打几针，打什么剂型也要心中有数。比如，对于基础胰岛素治疗患者（比如睡前一次甘精胰岛素注射治疗）可每周监测 3 天空腹血糖，每 2 ~ 4 周复诊 1 次，复诊前一天加测包括三餐后 2 小时及睡前共 5 个时间点的血糖谱。而对于每日 2 次预混胰岛素治疗患者，可每周监测 3 天的空腹血糖和晚餐前血糖，其他同前。

对于非胰岛素治疗的患者一般可每 1 ~ 2 周抽查 3 天的血糖，比如周一监测早餐前后血糖，周三监测午餐前后血糖，周六监测晚餐前后血糖，用以帮助患者了解饮食和相关治疗措施对血糖水平的影响。

简单来说，对于血糖控制较稳定的患者，血糖监测的间隔时间可以较长；但对于近期血糖控制不佳、波动大，使用胰岛素治疗，近期有低血糖发生等的患者，应增加监测频率。

第七，除了自我血糖监测以外，糖尿病患者应坚持至门诊随访，每 3 个月检测 1 次糖化血红蛋白。糖化血红蛋白是长期血糖控制最重要的评估指标，也是临床决定是否要调整治疗的重要依据。

血糖监测，细节决定成败

张大妈是我的一位老糖尿病患者。前不久，由于肺部感染诱发酮症酸中毒住进我们医院，经过半个多月的治疗，感染痊愈，血糖控制正常。出院前，我再三交代：除了控制饮食，按时服药、注射胰岛素外，一定别忘了定期复查血糖。为此，我还特意给她留下联系电话，便于今后联系。

前两天，张大妈打来电话告诉我，她前几天从报上得到消息，某保

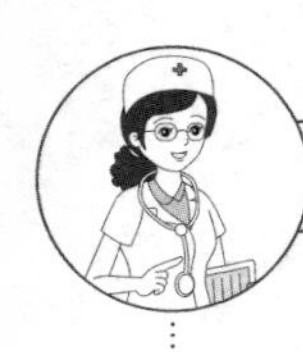

健品公司定于周日上午九点在市中心广场举行糖尿病健康咨询活动，期间免费化验血糖。周日早晨，她没服药、空着肚子就去了，到现场一看，会场早已经人满为患，等候免费测血糖的人排起了长龙，她心急火燎地等了一个多小时，到了十点多才轮到上，化验结果为9.6毫摩尔/升，比出院时的空腹血糖高出许多，她心想，自己出院后一直按医嘱用药，饮食也很注意，化验结果怎么会这么高呢？对此，我是这样对大妈解释的。

原因之一：没有正常用药。

由于患者抽空腹血的时间太晚，使化验当天早晨的用药被迫推迟，有的患者干脆这天早晨就不用药，这样势必造成血糖增高，其结果自然不能反映患者在平日正常治疗情况下血糖的控制情况。举例来说，有些糖尿病患者需要每天早、晚餐前注射预混胰岛素，晚餐前注射的胰岛素其作用一般只能维持到次日清晨6:00～7:00，故上午的胰岛素通常应在7:00之前注射，这对保证全天血糖的稳定性十分必要。倘若患者去医院查空腹血糖，抽血拖延至上午9:00以后，由于患者早晨没有按常规及时注射胰岛素，血糖会较平日显著升高，但该结果不能代表患者正常治疗情况下的空腹血糖水平，由此获得的血糖值对调整胰岛素剂量以及了解病情控制的好坏没有参考价值。因此，检查空腹血糖，患者必须在早晨常规注射胰岛素之前（8:00之前）完成空腹血糖的测定，不能因抽血而影响正常进食或用药。有些患者因常去医院空腹抽血化验而推迟或临时停用胰岛素，导致上午有段时间处于药物作用的空白期，引起血糖升高或波动。

原因之二：抽血时间太晚。

所谓“空腹血糖”，严格地讲是指禁食8～10个小时，于次日清晨8:00之前抽血所测得的血糖值；如果抽空腹血的时间太晚甚至接近中午，所

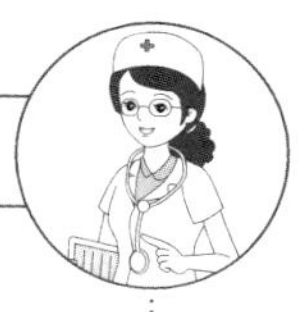

测得的血糖准确地讲应该叫“餐前血糖”，空腹血糖与餐前血糖不能画等号。如果抽血时间太晚，患者长时间的空腹饥饿，所测血糖结果可能偏低；也可能因出现低血糖后反跳性高血糖，使得所测结果偏高，在这种情况下，化验结果不能客观反映其平常的空腹血糖水平。

原因之三：应激因素对血糖化验结果的影响。

情绪变化、发热感冒等应激因素会导致升糖激素（如儿茶酚胺、肾上腺素等）分泌增加，当这类激素分泌过多时，一方面可以抑制胰岛素分泌；另一方面又可以加速肝糖原的分解，使血糖明显升高。在应激状态下测得的空腹血糖可能高于平常的血糖水平，但这并不能代表患者的真实病情，因此，应当以应激状态过后所测的血糖结果为准，以此作为调整治疗方案的依据。张大妈空腹血糖化验结果升高就是由于抽血时间太晚，耽误了正常治疗，再加上当时情绪波动所致。

听了我的一番解释，张大妈若有所悟：抽血化验原来还有这么多学问。次日清晨，张大妈按我的要求如约到医院复查血糖，结果正常，这时大妈心里的一块石头才算落了地。

在此，归纳几点提醒糖尿病患者注意。

（1）对于自身胰岛素分泌水平低下、存在清晨高血糖的患者，最好用血糖仪事先在家中完成空腹血糖的测定，记录结果后再去医院，最好不要去医院化验空腹血糖，因为医院门诊采血时间太晚，这样会延误患者早晨的胰岛素治疗，对全天血糖产生不利影响。

（2）不要为化验空腹血糖而擅自停药，这样得出的检测结果既不能准确反映病情，又会造成血糖波动及加重病情。

（3）不要在家注射完胰岛素后再去医院抽空腹血。由于到医院抽血，在时间上难以预料，如果不能在30分钟内抽完血，势必延迟进餐时间，这样可能会发生低血糖。

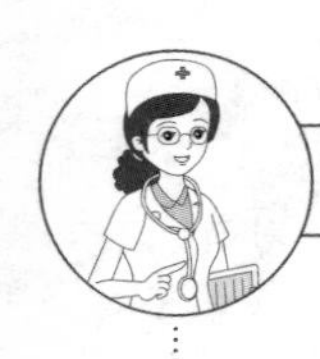

（4）如果去门诊查空腹血糖的患者不能保证在 8:00 之前抽上血，可以早晨在家正常治疗及进餐，然后去医院测餐后 2 小时血糖，这样不至于影响正常进餐及用药，不会引起血糖的波动。越来越多的证据显示，检查餐后血糖不仅有助于早期发现糖尿病，而且能更好地反映进餐量及服药量是否合适，这是空腹血糖所不能代替的。

（5）不要为得到理想结果而在检查前日过分节食。此时所测的血糖结果可能偏低一些，但却不能代表平常血糖控制的真实情况。为保证检查结果的真实可信，检查前日应继续保持平常的进食和用药，夜间保证良好的睡眠。另外，次晨抽血化验前应避免剧烈运动、抽烟和饮用刺激性饮料如咖啡等。

（6）对于早、晚餐前注射“预混胰岛素”治疗的患者，若因上午到医院抽血化验使治疗延迟，可以在抽血之后查一下随机血糖，如果血糖高，可临时注射 1 次“短效胰岛素”，然后进餐。这样，既可在一定程度上消除治疗延误造成的血糖升高，同时又避免了检查当天早、晚 2 次“预混胰岛素”注射间隔太近。另外，对于采用口服降糖药治疗的患者，化验空腹血糖时若采血时间太晚而使得早晨的药和中午的药相隔太近，可以酌情减少中午的药量，以免因两餐的药物作用相互叠加而造成低血糖。

（7）对于睡前注射中效胰岛素多患者，其降糖作用可以维持到次日 8:00 ~ 9:00，因此，化验空腹血糖的采血时间允许稍晚些。

血糖监测是糖尿病整个诊疗过程当中的重要一环，通过血糖监测可以了解患者的治疗效果，更重要的是可以指导我们的临床用药。要想确保血糖化验结果的真实可信，就不能忽略上面这些细节问题。

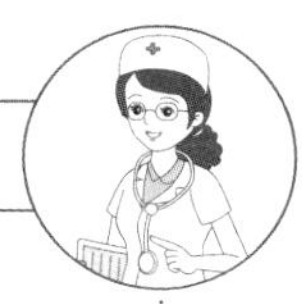

如何判断糖尿病病情的轻重

糖尿病是一种可以致残、致死的慢性代谢性疾病，病情轻重如何是患者及其家人最为关心的问题。对这个问题，大部分患者甚至包括一些非专业医生也不是十分清楚，他们往往片面地把血糖高低作为评价病情的唯一标准。事实上，糖尿病绝非只是单纯的血糖升高，而是一种聚集了多种心血管危险因素的代谢性疾病，其主要危害并非高血糖本身，而是高血糖所导致的各种急、慢性并发症。因此，对于糖尿病患者病情的评估，除了血糖之外，还要把各种心血管危险因素以及并发症的有无及轻重一并考虑在内。

病情评估涉及的检查主要包括：血压、体重指数（BMI）、年龄、血脂、血黏度、尿酸、肝功能、肾功能、糖尿病自身抗体、胰岛功能等化验检查，以及对心、肾、眼、肝、脑、神经等重要靶器官的功能检查（如心电图、B超、眼底检查、神经传导等）。

一般说来，如果患者具备下列条件之一，即可认为其病情较重。

1. 血糖居高不下或波动较大者，病情较重

长期高血糖与糖尿病的血管并发症，特别是微血管并发症（糖尿病肾病、糖尿病视网膜病变及神经病变等）密切相关，血糖控制越差，上述并发症出现得越早、越严重。新近研究证实：血糖波动的危害较之稳定高血糖有过之而无不及，换句话说，血糖波动越大，对机体的危害越

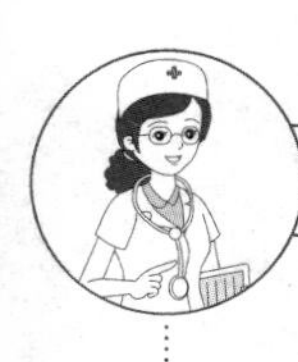

严重。从这个角度讲，不仅要降糖，还要稳糖。

2. 集多种心血管危险因素于一身者，病情较重

糖尿病慢性并发症与高血糖、高血压、高血脂、高尿酸血症、腹型肥胖等多种因素有关。与单纯高血糖患者相比，心血管危险因素聚集越多，患者日后发生血管并发症的风险越高。

3. 反复发生糖尿病急性并发症者，病情较重

糖尿病的急性并发症包括重度低血糖、糖尿病酮症酸中毒、高血糖高渗综合征、严重感染等。这些急性并发症反复发作，往往会危及患者的生命安全，同时，也预示患者的病情非常严重。需要注意的是，许多糖尿病患者害怕血糖高，对低血糖反倒不以为然，其实，低血糖的危害较之高血糖有过之而无不及，一次严重低血糖所诱发的心血管事件，足以使你一生的降糖努力付之东流。

糖尿病患者的感染也是严重影响患者生存质量和寿命的重要因素，因为糖尿病患者防御能力降低，容易发生感染，而感染的存在增加了对糖尿病控制的难度，两者相互影响。临床上，如果一个血糖控制平稳的患者，病情突然恶化、血糖升高，首先应从感染方面去查找原因。

4. 已经出现慢性并发症的患者，病情较重

糖尿病的主要危害来自它的各种慢性并发症，这些慢性并发症包括糖尿病肾病、糖尿病眼病、糖尿病神经病变、心脑血管疾病、糖尿病足等，是糖尿病患者致残、死亡的主要原因。据统计，大约有3/4的糖尿病患者最终死于心血管并发症。因此，是否发生糖尿病慢性并发症是判断糖尿病病情轻重最重要的指标之一。

5. 1型糖尿病以及晚期2型糖尿病患者，病情较重

所有的1型糖尿病患病以及晚期2型糖尿病患者，其共同特点是患者胰岛β细胞功能已经完全衰竭，自身几乎不能分泌胰岛素，必须终

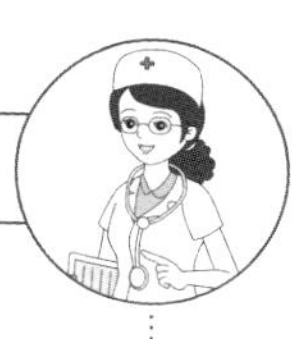

生用胰岛素替代治疗，一旦血糖控制不好，很容易发生酮症酸中毒等急性并发症而危及生命。不仅如此，由于这类患者胰岛功能很差，血糖往往忽高忽低、波动较大，控制起来非常困难，所谓“脆性糖尿病”就是指的这种情况。

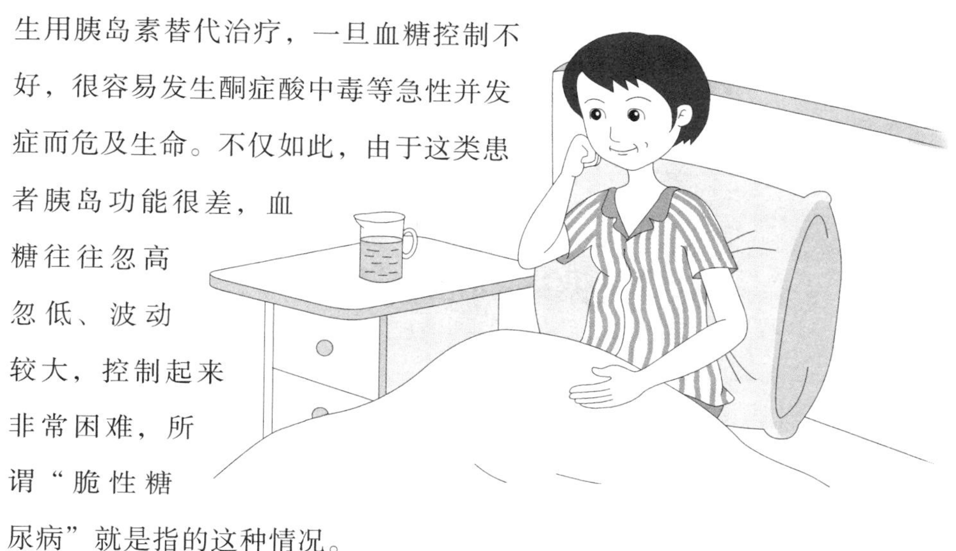

前面讲了重症糖尿病的判定条件，那么，哪些属于轻症糖尿病患者呢？一般认为，只要糖尿病患者同时符合下列三个条件：①血糖长期保持稳定，无低血糖发生；②无任何急、慢性并发症；③体重正常，生活起居自如，能胜任正常工作，即可认为其病情较轻。

每个糖尿病患者均应明确：病情的轻重是相对而言的，两者之间可以互相转化。轻症患者若不能长期坚持正规治疗，将血糖等各项代谢指标控制在基本正常水平，就极有可能由量变到质变，由轻变重；而即使病情偏重的患者，只要没有严重的并发症，而且脏器功能尚属正常，亡羊补牢，及早开始认真正规治疗，在经过坚持不懈的治疗后，病情就可能有一定程度的减轻，至少可以使糖尿病各种并发症的发展得到一定程度的减轻和延缓。归纳起来，在判断糖尿病病情轻重的众多指标中，最为重要的指标就是两条：即血糖控制如何以及有无并发症。

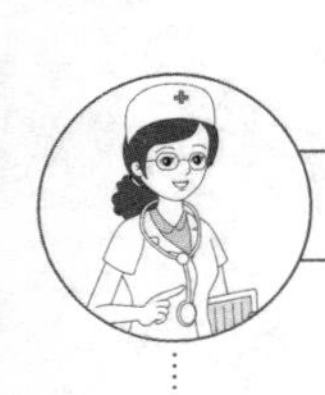

血糖缘何居高不下

不论是在门诊还是在糖尿病教育课堂上，糖尿病患者向我咨询最多的一个问题是：血糖为什么老是降不下来？这个问题比较复杂，影响血糖的因素众多，涉及饮食、运动、心理、用药、监测等各个方面，具体到每个患者身上又不尽相同，归纳起来包括以下几点。

1. 饮食控制不当

饮食治疗是糖尿病治疗的基础，无论是1型糖尿病还是2型糖尿病，不管病情轻重如何，有没有使用降糖药物，都需要饮食控制。饮食控制有助于减轻胰岛负担、降低血糖、减少降糖药用量以及控制体重。血糖轻度增高的糖尿病患者，单纯依靠饮食控制即可使血糖恢复正常；相反，如果不注意控制饮食，药物再好也难以使血糖保持正常。但饮食控制绝不等于“饥饿疗法”或是严重偏食，这样会导致营养不良或者饥饿性酮症。饮食治疗就是要科学合理地安排饮食的量（指“总热量”而不是单指“主食”）与质（指各种营养成分的比例），要求既能满足身体营养所需，又能有助于血糖及体重的控制。

2. 运动量不足

运动本身就是一个能量消耗的过程，规律性的有氧运动可以促进肌糖原的分解以及外周组织对葡萄糖的利用；运动还有利于降低体重，改善胰岛素抵抗，增强降糖药物的疗效。此外，运动还有助于缓解紧张情

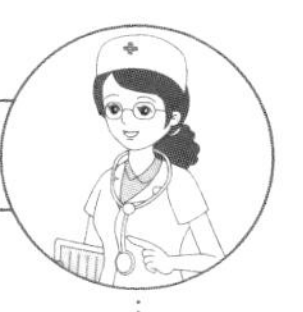

绪，保持心理平衡，减少血糖波动，因此，科学合理的运动有助于对血糖的控制。

3. 不良情绪

情绪对血糖的影响很大，紧张、焦虑、气恼、失眠、大喜大悲、过度兴奋等情绪变化会引起升糖激素分泌增加，胰岛素释放下降，致使血糖升高，因此，学会控制、调整情绪十分重要。另外，生活不规律，过度疲劳也会引起血糖的波动。

4. 应激状态

感冒发热、严重感染、外伤、手术、急性心肌梗死或卒中等应激状态，以及女性处于妊娠期、月经期等，可使升糖激素分泌增加，削弱胰岛素的降糖作用，导致血糖居高不下甚至诱发酮症酸中毒。

5. 选药不合理

糖尿病患者用药应因人而异，需要根据每个患者的糖尿病分型、胰岛功能状况，结合患者的年龄、胖瘦、有无并发症以及血糖谱的特点，有针对性地选用药物，以确保安全有效。时下大多数关于糖尿病的医疗广告谎话连篇，实不足信，诸如“几个疗程即可根治”的广告宣传纯属无稽之谈。事实上，目前还没有哪种对所有糖尿病患者都堪称最好的特效药，用药应当个体化，适合的就是最好的，切忌盲目听信广告或偏方、秘方。

6. 用药不足或过量

药量不足导致血糖不降很好理解，不再赘述，需要警惕的是后一种情况。降糖药物用量过大，血糖降得过快、太低，可引起交感神经兴奋，儿茶酚胺、胰高血糖素等升糖激素分泌增加，促进肝糖原的分解，使血糖反跳性增高。此时若继续增加药量，血糖反而更高，正所谓“矫枉过正”“物极必反”。对于空腹血糖升高的患者，一定要先弄清是“降糖药用量不足”还是“低血糖后高血糖”，若属后者，则晚间降糖药用量应适当减少而不是增加。

7. 药物用法不正确

降糖药种类很多，用法各异，用法不当，事倍功半。例如，磺脲类降糖药最好于餐前30分钟服用，这样药物的作用高峰与餐后血糖高峰恰好同步，从而使降糖效果达到最佳；阿卡波糖的主要作用是延缓糖类的吸收，应当与第一口饭嚼碎同服，空腹服药没有任何效果。再如，根据药物半衰期的不同，有的药需每日3次服用，有的每日1次即可。格列喹酮、格列吡嗪等降糖药均属短效制剂，应当每日3次餐前服用，如果每日1次或2次口服，则很难使全天的血糖得到满意控制；而瑞易宁（格列吡嗪）、格列美脲等药物均属长效制剂，每日服用1次即可。

8. 药物继发性失效

有些降糖药物（如格列本脲、消渴丸等磺脲类药物）服用一段时间后，效果逐渐减退，临床谓之“口服降糖药继发性失效”，这是由于患者的胰岛功能随着病程延长逐渐衰竭所致。当患者胰岛分泌功能严重受损，则促胰岛素分泌剂（如格列本脲、消渴丸、格列齐特等）的作用效果就会大大降低甚至无效，因为此类药物发挥作用有赖于胰岛功能的存在。临床遇到药物继发性失效，应在医生指导下，及时调整药物或换用胰岛素。

9. 胰岛素抵抗

胰岛素抵抗可以简单地理解为机体对胰岛素不敏感。对于身体超重及肥胖者的2型糖尿病患者，特别是在病程的早期阶段，其血糖升高多是由于患者对胰岛素不敏感，而并非胰岛素分泌量不足。对这类患者的治疗首选药物不是促胰岛素分泌剂或者补充胰岛素，而是应当选择双胍类、噻唑烷二酮类等具有胰岛素增敏效果的药物，通过消除胰岛素抵抗

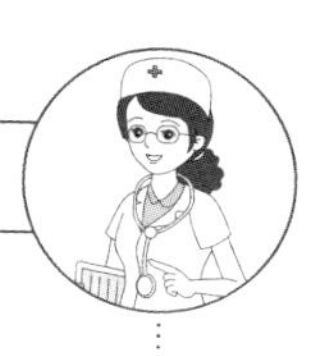

来改善对血糖的控制。

10. 其他药物的干扰

有些糖尿病患者身患多种疾病，同时服用多种药物，其中有些药物可拮抗胰岛素的作用，削弱降糖效果。如糖皮质激素、β 受体阻滞药剂（如普萘洛尔）、噻嗪类利尿药、雌激素、甲状腺激素等，因此，有并发症的糖尿病患者在选用药物时，要全面考虑，尽量不用或少用对降血糖有影响的药物。

11. 气候因素的影响

临床发现，糖尿病患者的血糖受季节影响而变化，寒冷刺激可促使胰岛素拮抗激素（如肾上腺素等）分泌增多，肝糖原输出增加，肌肉对糖的摄取下降，从而使血糖升高，病情加重。夏季炎热多汗，应注意补充水分，否则血液浓缩也会使血糖升高。

12. 未被识别的 1 型糖尿病

1 型糖尿病主要见于儿童，但目前看来，成人阶段发病的 1 型糖尿病（LADA 型糖尿病）也并非少见，由于其某些症状与 2 型糖尿病颇为相似（如发病迟、起病隐匿、病程初期对口服降糖药治疗有效），再加上目前对胰岛 β 细胞自身抗体的检查尚未普及，因此，常被误诊为 2 型糖尿病。由于这种患者的胰岛功能衰竭很快，因此，口服降糖药的疗效不会维持很久，应尽早给予胰岛素治疗。

总之，血糖控制是一项系统工程，哪一个环节出了问题，都会影响对血糖的控制。只有医患合作，共同分析，找准原因，因人制宜，采取相应措施，才能使血糖控制达到满意的效果。

血糖是否降得越快越好

在导致糖尿病并发症的诸多危险因素当中，高血糖的危害首当其冲。急性血糖升高可引起糖尿病酮症酸中毒、高渗性昏迷等急性并发症而危及生命；长期慢性高血糖则可导致心脑血管疾病、下肢血管病变、肾损害、视网膜病变以及神经病变等诸多慢性并发症。正因如此，糖尿病患者无不对高血糖心惊胆战，许多病友甚至到了血糖一天不降，终日寝食难安的地步。

不可否认，严格控制血糖对防止和延缓糖尿病急、慢性并发症的发生与发展具有非常重要的意义，然而，是不是血糖降得越快越好呢？在回答这个问题之前，让我们先来看看下面几个病例。

病例 1：导致“反应性低血糖”。

张先生，40 岁，体胖，某公司业务员。前不久单位体检发现血糖升高，空腹血糖 12.0 毫摩尔 / 升，餐后 2 小时血糖 16.0 毫摩尔 / 升，确诊为 2 型糖尿病。自此之后，张先生开始严格控制饮食并口服降糖药物治疗，没过几天重新复查，空腹血糖 6.5 毫摩尔 / 升，早餐后 2 小时血糖 9.0 毫摩尔 / 升，午餐前血糖 7.0 毫摩尔 / 升，均接近正常，但本人感觉乏力、头昏，午餐前心悸、出汗、面部一阵阵地潮热，用他自己的话说，没查出糖尿病之前，还没觉得哪里不舒服，现在血糖降下来了，反倒浑身不得劲。

专家解读：该患者血糖控制得比较满意，也没发生低血糖，为何又会出现这些不适症状呢？这是由于患者此前长期处于高血糖环境中，机体对这种状态已经比较适应，一旦血糖在短期内快速下降，患者反而很难一下子完全适应，于是就会出现轻度头晕、头昏；此外，随着血糖进一步下降，还会诱发交感神经兴奋，使患者出现心悸、乏力、出汗、手抖、面部潮热等不适。临床把这种具有低血糖症状但血糖值正常的现象，称之为“反应性低血糖”。这是机体对内环境剧烈变化尚不适应的一种表现，症状轻重也因每位患者年龄、基础血糖水平、自我调节能力、机体敏感性等不同而存在个体差异，通常经过一段时间的适应，上述症状会逐渐减轻或消失。事实上，循序渐进地降糖，完全可以避免上述症状地发生。

病例 2：视物模糊及下肢水肿。

王女士，58 岁，退休教师，有十余年的糖尿病史，长期口服格列齐特等降糖药物。近一年来，药效越来越差，加大剂量也无济于事，血糖长期居高不下，于是到医院就诊。医生告诉她：像她这种情况属于“口服降糖药继发性失效”。在医生的建议下，王女士开始接受胰岛素治疗，短短两三天血糖就降至正常。可是随着血糖的降低，王女士却出现了视物模糊、双下肢轻度水肿、手脚麻木。眼底检查排除了糖尿病眼底病变，那么，王女士的这些症状又是怎么回事呢？

专家解读：血糖升高导致房水渗透压相对降低，房水渗入晶状体内，晶体屈光度增加表现为“近视”；当血糖下降较快时，房水渗透压相对升高，晶状体脱水，晶体屈光度降低表现为“远视”。此外，伴随着血糖快速下降，血浆渗透压也随之降低，血液中的水分向皮下组织转移可以引起下肢轻度水肿；而末梢神经周围渗透压的改变，则可导致手脚麻木。当然，这种由血糖波动引起的视力模糊及下肢水肿往往呈一过性，经过短期的适应，一般会自行消失，通常不需要药物治疗。

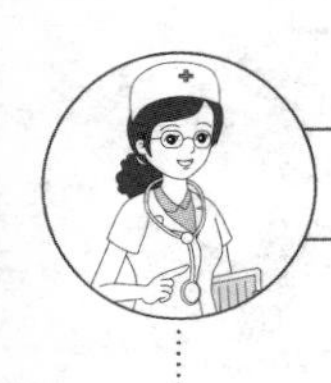

病例 3：低血糖昏迷及脑水肿。

李大爷患糖尿病多年。日前，因咳嗽、咳痰 1 周，加重伴有昏迷 2 小时急症入院。急查随机血糖 24.0 毫摩尔 / 升，尿酮体（++++），确诊为“肺部感染”“糖尿病酮症酸中毒昏迷”。值班医生立即给予快速大量补液，静脉滴注胰岛素，3 小时后患者意识逐渐恢复，可随后不久又再次陷入昏迷，急查血糖为 1.2 毫摩尔 / 升，经内分泌专家会诊，考虑此次昏迷是由于胰岛素用量过大、血糖下降速度过快，引发严重低血糖昏迷及脑水肿。经过静脉补充葡萄糖、甘露醇脱水治疗后，患者转危为安。

专家解读：在抢救糖尿病酮症酸中毒、高渗性昏迷这类危重患者时，虽然要求尽快地把患者血糖控制下来，但对降糖速度也有一定限制，需要加强血糖监测（每 1 ～ 2 小时测 1 次血糖），每小时血糖下降速度不宜超过 5.6 毫摩尔 / 升，否则，由于血液渗透压的改变，患者很容易发生脑水肿，从而加重意识障碍。此外，快速降糖还可能出现矫枉过正，导致严重低血糖，并诱发严重心血管事件甚至猝死。目前临床上多采用持续、小剂量胰岛素静脉滴注的方法。胰岛素以 0.1 单位 /（千克体重 · 小时）的速度静脉滴注，使血糖浓度逐渐平稳下降至正常范围。而对于非急症糖尿病患者，原则上不采取静滴胰岛素快速降糖的办法。

总之，高血糖固然有害，但降糖速度过快同样对患者不利。凡事欲速则不达，降血糖也并非越快越好。患者应在专科医生指导下，根据每个人的具体情况来确定治疗方案，循序渐进地调整药量，实现安全平稳降糖，避免因血糖下降过快而导致低血糖或其他严重事件的发生。

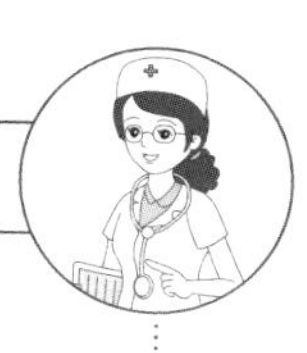

把血糖控制好了，还会出现并发症吗

临床实例：五年前，张老师退休时体检查出有2型糖尿病。对于糖尿病的危害，张老师深有体会，她的母亲早些年就是因为糖尿病并发心肌梗死去世的，因此，自从被确诊以后，无论是饮食还是用药，张老师一点也不敢马虎，血糖控制得也还不错，多次查空腹血糖都在7.0毫摩尔/升以下。最近张老师又到医院进行全面检查，结果被查出冠心病。对此，她深感疑惑：自己血糖控制得挺好的，怎么还会出现并发症呢？

像张老师这种情况临床并不少见，个中因素比较复杂，归纳起来，可能有以下几方面的原因。

1. 严格控制血糖，只是显著减少但不能完全避免糖尿病并发症

国际糖尿病领域两项大型研究——糖尿病控制与并发症试验（DCCT）和英国前瞻性糖尿病研究（UKPDS）证实：严格控制血糖可以使糖尿病微血管并发症（即肾、视网膜及神经系统的并发症）大约减少2/3，对大血管并发症（即心脑血管并发症）也有一定程度的降低。但“减少”并不等于“没有”。然而作为患者，切不可因为不能百分之百地防止并发症的发生，就放松对血糖的严格控制，毕竟严格控制血糖对预防并发症的效果还是相当肯定的。

2. 单纯控制血糖，忽视对其他心血管病危险因素的干预

高血糖是导致糖尿病并发症的重要危险因素，但不是唯一的因素。

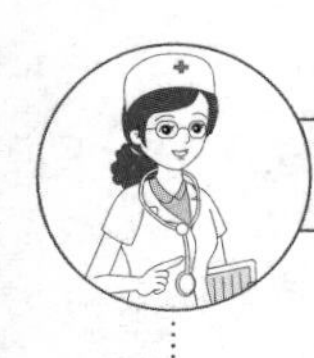

事实上，糖尿病的血管并发症是多重危险因素（高血压、高血糖、血脂异常、吸烟、肥胖等）共同作用的结果。观察发现，高血压在糖尿病眼底病、肾病及心脑血管病的发生、发展过程中起着非常重要的作用。因此，预防糖尿病慢性并发症，仅仅控制血糖是远远不够的，还要控制血压、血脂、血黏度及体重，并使其严格达标。前面文中提到的张老师虽然血糖控制得较好，但如果其他危险因素控制不佳，仍可出现心血管并发症。

3. 对餐后血糖控制不利

有研究证实：与空腹高血糖相比，餐后高血糖对全天的总体血糖水平贡献更大，与糖尿病大血管并发症关系更为密切，对糖尿病的危害也更大。所以，糖尿病患者在进行病情监测时，不能只查空腹血糖，还要查餐后血糖及糖化血红蛋白。如果患者空腹血糖正常，但糖化血红蛋白升高，说明患者总体血糖水平控制得并不理想，很可能存在餐后高血糖，需要重新调整治疗方案。张老师尽管空腹血糖控制良好，但不代表他的餐后血糖也控制得好。

4. 血糖波动较大，频发低血糖

近年研究表明，糖尿病慢性并发症的发生与发展不仅与血糖整体水平升高有关，而且与血糖波动性（即忽高忽低）也有密切关系，血糖波动性越大，慢性并发症的发生率越高，尤其因血糖波动幅度过大而引发的低血糖，其危害程度比单纯高血糖更是有过之而无不及。有专家曾这样说：“一次严重的医源性低血糖，足以抵消患者毕生严格控制血糖所带来的益处。”因此，我们在严格控制高血糖的同时，还应尽可能地避免出现低血糖，以减少血糖波动所带来的危害。

5. 心血管并发症可以发生于糖尿病前期

研究认为，大血管并发症早在糖尿病前期，伴随着胰岛素抵抗的出

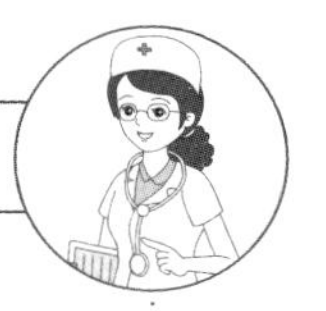

现可能就已经发生，并非都是确诊糖尿病之后才出现。这就是为什么有些刚被确诊的糖尿病患者就已经有了心血管并发症。因此，目前强调：对糖尿病前期的高危人群就应积极采取干预措施，这样做不仅是为了减少糖尿病的发生，同时对预防心血管并发症也大有裨益。

6. 代谢记忆效应

“代谢记忆效应”是指身体可以将血糖的高低变化记忆下来，并做出相应的持久反应。换句话说，就是在病程早期对血糖实施严格控制，能够使患者长久获益，相反，如果初发病时高血糖没有控制好，若干年后才引起重视，亡羊补牢效果会大打折扣，这种情况在我国糖尿病患者中屡见不鲜。试想，患者如果已经出现了严重的眼底病、肾病、心血管疾病，此时即使控制好血糖，并发症也难以逆转。因此，糖尿病治疗一定要趁早，留下好的“血糖记忆”，这样才能很好地防治并发症。

7. 遗传易感性

临床上经常会看到这样的现象：在同样长的病程和同样高的血糖条件下，有的患者发生了眼底病、肾病，有的则没有。这说明糖尿病并发症的发生、发展与遗传背景有关，不同个体具有不同的遗传易感性。

综上所述，糖尿病并发症是多种心血管危险因素（高血糖、高血脂、高血压、肥胖、吸烟等）共同作用的结果，单纯控制好血糖并不能确保不发生并发症，何况许多患者所说的血糖“正常”仅仅是建立在一两次空腹血糖检测正常的基础上，往往缺乏全方位的血糖（特别是餐后血糖）监测；再者，有些患者血糖“正常”是在并发症已经发生之后，而患者本人对自己已患病多年这一事实却一无所知。

因此，糖尿病一定要早发现，早治疗，全面有效地控制各种心血管危险因素（如血糖、血压、血脂、肥胖等），同时还要注意平稳降糖，减少血糖波动，只有这样，才能显著减少糖尿病慢性并发症的发生。

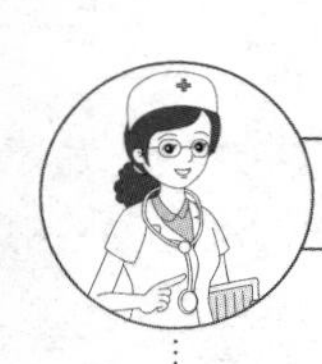

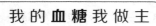

口服降糖药缘何会失效

张大爷年逾六旬，两年前被查出患有2型糖尿病，老人家深知糖尿病的危害，自己非常重视，严格遵照医嘱服药，饮食控制、运动锻炼丝毫不敢放松，因此，血糖一直控制得比较满意。不过，最近几个月以来，不知何故，血糖复查结果一次比一次高，药量加至最大治疗量效果还是不好，起初他曾怀疑药品质量有问题，后来换用同类进口药品后也是如此，张大爷感到无法理解，于是，前往糖尿病门诊找专家咨询，以下是对话辑录。

？问：口服降糖药效果越来越差是咋回事？

答：口服降糖药失效是2型糖尿病治疗过程中经常遇到的问题，主要见于磺脲类药物（如格列本脲、消渴丸等），根据药物失效发生的早晚，分为原发性失效和继发性失效。有的患者在糖尿病确诊之初，口服磺脲类药物即不起作用，血糖始终居高不下，谓之“原发性失效”，这种情况多见于发现时病情已处于晚期、胰岛功能严重衰竭的糖尿病患者。

继发性失效是指在服药的头一个月或更长时间内，血糖可得到满意控制，随着时间的推移，药效越来越差，将药物加至最大剂量血糖仍得不到理想控制（空腹血糖>10毫摩尔/升），继发性失效的发生率每

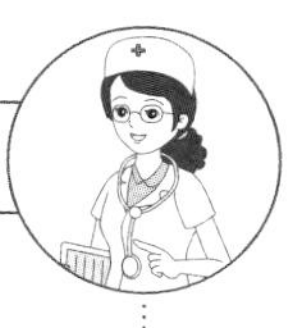

年为5% ~ 15%，应用磺脲类药物治疗5年，将有30% ~ 40%的患者发生继发性失效。

问：口服降糖药失效能否逆转？

答：不能一概而论。上面提到的原发性和继发性失效一般不能逆转，但有些患者之所以服用磺脲类药物血糖控制不好，原因在于饮食控制不严、运动过少、腹泻导致药物吸收不良、药物用法不当、存在应激因素（如感染、创伤、急性期心脑卒中等）或同时应用对胰岛素有拮抗作用的药物（如激素、利尿药、避孕药等）等。这些情况均不属于真正的磺脲类药物失效，因为在消除这些干扰因素之后，药效可以重新恢复，故又称之为“口服降糖药假性失效”。

问：为什么会出现口服降糖药物失效？

答：目前认为：胰岛β细胞分泌功能逐渐衰竭和外周组织对胰岛素的敏感性降低（医学上称之为“胰岛素抵抗”）是导致磺脲类药物失效的主要原因。一般说来，2型糖尿病患者早期阶段，主要表现为胰岛素抵抗，以后随着病程的延长，胰岛分泌功能呈进行性下降趋势，故对磺脲类促胰岛素分泌剂的反应越来越差。

问：口服降糖药失效后该咋办？

答：一旦发现磺脲类药物失效，应及早加用胰岛素联合治疗，这对于迅速控制血糖，减轻高血糖的不良反应，保护残存的胰岛功能很有意义。不仅如此，两者联用还可节省外源性胰岛素用量，避免高胰岛素血症的危害。临床上有些继发性失效的患者，配合胰岛素治疗一段时间后，胰岛β细胞功能得到明显改善，可以重新恢复对口服降糖药的敏感性。

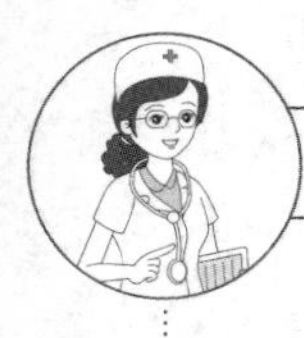

当然，如果患者胰岛严重受损，丧失分泌功能，则应完全换用胰岛素治疗。也有少数磺脲类药物继发性失效者联用双胍类、胰岛素增敏剂、α-糖苷酶抑制剂等药物后，药效又重新恢复，这可能与这类药物改善胰岛素抵抗有关。

问：如何防止和延缓口服降糖药物失效？

答：胰岛功能衰竭是造成口服降糖药物失效的主要原因，而长期高血糖的不良反应又是导致胰岛功能衰竭的罪魁祸首，因此，延缓或避免口服降糖药物失效，最主要的办法就是早诊断、早治疗，将血糖长期控制在理想水平，以延缓胰岛功能衰竭。此外，严格控制饮食，加强体育运动，避免肥胖，减轻胰岛素抵抗，也是必不可少的防治措施。有的糖尿病患者服药数年，其间从不监测血糖，最后并发症出来了，一查血糖很高，这才知道药物其实早已失效，因此，糖尿病患者切勿以为用上药后就万事大吉，一定要定期化验血糖。

问：如何正确看待口服降糖药失效？

答：发生口服降糖药失效以后，患者往往情绪悲观、低落，情绪波动反过来又促使血糖升高，使病情进一步恶化。其实，这种担心大可不必，口服降糖药失效并不意味着无药可医、只能坐以待毙，通过联合或改用胰岛素治疗，同样能使血糖得到良好控制。但是，有些糖尿病患者明知口服降糖药失效，却拒不使用胰岛素，而是盲目加大用药剂量或滥用偏方、秘方，导致血糖长期居高不下，引起各种并发症，最终落得个人财两空的结局，实不足取。

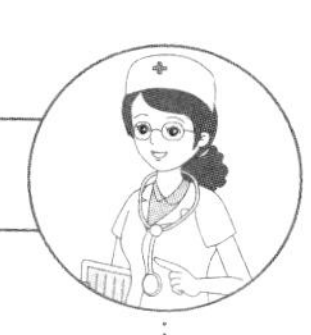

中药与西药，降糖效果孰优

临床上经常有患者询问:“治疗糖尿病究竟是中药好还是西药好？”。这个问题绝非“是”或“否”那么简单。

常言道：尺有所短，寸有所长。西药的特点是作用机制明确，起效迅速，降糖、救急（指急性并发症）效果显著，缺点是存在一定的不良反应。中药的优势在于整体调理及辨证论治，在改善自觉症状、防治慢性并发症等方面优势明显，对肝肾的不良反应及低血糖风险相对较小，缺点是降糖作用十分有限，目前还没有哪种纯中药制剂能达到西药的降糖效果。

不可否认，通过有效地控制血糖，可以显著减少糖尿病微血管并发症（如糖尿病肾病、糖尿病视网膜病变等）。但同时我们也观察到，临床上有些糖尿病患者，尽管血糖控制良好，但仍存在疲乏无力等自觉症状，有的甚至最终也出现了心脑血管并发症。这说明，单纯控制好血糖并不能解决所有问题，糖尿病需要全方位综合治疗。

举例来说，有的糖尿病患者尽管血糖控制良好，尿糖阴性，却仍感觉口干舌燥、疲乏无力，西医学不好解释这种现象，也没什么特殊治疗。而中医学则认为降糖只是解决了“标”的问题，没有改变肾阴虚的“本”，主张采取补肾、养阴、清热、利湿等治则，此举确实能明显改善患者的临床症状，充分体现了中医辨证论治、标本兼治的优势。再比如，慢性血管并发症是糖尿病患者面临的最大威胁，而中药具有活血化瘀、改善

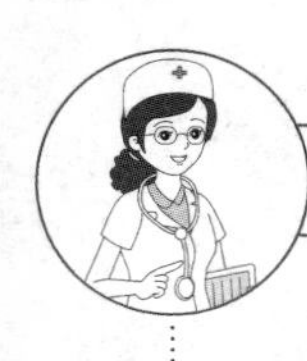

循环的作用，可以起到良好的防治作用。此外，有些中药还具有一定的辅助降糖作用，可单独用于一些血糖稍高、病情较轻的糖尿病患者。

然而，中药治疗糖尿病也有不足，由于其起效较慢，且降糖作用有限，故对严重高血糖以及酮症酸中毒等糖尿病急性并发症，不能单独用中药治疗，这样有可能贻误病情。临床上只对空腹血糖在8.9毫摩尔/升以下的糖尿病患者，才考虑单独应用中草药或降糖中成药治疗。临床上，经常遇到一些中医大夫给糖尿病患者用中药治疗时，要求患者把西药（包括胰岛素）全部停掉，结果导致血糖反弹，甚至诱发酮症酸中毒。

有些患者也对西医抱有偏见，认为西药不良反应大，对肝肾有损害，而中药则安全无毒。事实上，凡被批准用于临床的西药总的来讲是比较安全的，对于肝肾功能正常的患者而言，如果不是用药剂量过大，一般不会对肝肾造成损害；相反，倒是药物该用却不用，血糖长期得不到有效控制，反而容易导致肝肾的并发症。

西医的优势是控制血糖以及急症抢救，中医的优势在于改善症状、防治慢性并发症。通过中西医结合，可以取长补短，在西医控制血糖的基础上配合中医辨证论治，更有利于糖尿病患者病情的控制及慢性并发症的预防。比如糖尿病足的治疗，如采用益气活血、舒筋通脉、化瘀通络的中药内服和外用泡脚，可以明显缓解患者凉、麻、胀、痛的症状。

在如何看待中医药治疗糖尿病这个问题上，一定要实事求是、客观公正。以下几点务必要牢记。

1. 无论中药还是西药，目前都不能根治糖尿病。

2. 中药只是作为糖尿病的辅助治疗，并不能完全代替西药。由于中药的降糖作用十分有限，对于血糖较高的糖尿病患者，切忌单独用中药治疗，必须加用降糖西药或胰岛素。

3. 中药并非绝对安全，也有一定的不良反应。举例来说，国内许多

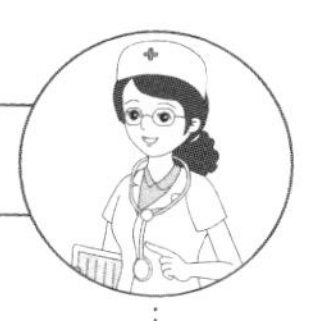

患者就是由于吃了含有马兜铃酸的草药（如关木通、防己、青木香等）而导致肾衰竭。

4. 中医同样非常重视饮食及运动治疗对血糖控制的重要性，并非如某些虚假广告所言“用中药治疗可以随意吃喝，无须控制饮食”。

5. 切勿轻信广告宣传的所谓中药偏方、民间秘方。市场上许多用于治疗糖尿病的“纯中药”制剂大都名不副实，往往掺有价格低廉、不良反应较大的降糖西药（如格列本脲、盐酸苯乙双胍等），而老百姓不明真相，在使用过程中误以为是“纯中药”便随意增大用药剂量，以至引起严重低血糖而危及生命。对此，糖尿病患者一定要擦亮眼睛、谨防上当。

总之，糖尿病的治疗非常复杂，应根据病情仔细分析和考虑。中医与西医属于两种完全不同的医疗体系，各有优势与不足，无所谓哪个更好，也不能相互代替。而中西医结合可以取长补短，不失为治疗糖尿病的理想之选。

糖尿病患者何时该住院

经常有糖尿病友或其家属向我咨询：患者在什么情况下需要住院治疗？

糖尿病患者是否需要住院，首先取决于患者自身的病情，当然，也不能不考虑患者的经济状况。如果病情较轻，可以在门诊检查，院外治疗；对于症状严重、并发症多、病情复杂的患者，就不宜在门诊治疗，一定要听从医生的建议，住院系统观察和治疗。倘若患者盲目自诊自医，往往会因小失大，后果堪忧。

一般说来，糖尿病患者具备下列情况时应该住院治疗。

1. 所有糖尿病急性并发症患者

包括①糖尿病酮症酸中毒：患者表现为恶心、呕吐、神志不清，血糖大于 16.7 毫摩尔 / 升，尿酮体阳性。②非酮症高渗性昏迷：多见于老年人，表现为意识模糊或昏迷，血糖极度升高（多超过 33.3 毫摩尔 / 升）而尿酮体阴性，血渗透压≥ 320 毫渗量 / 升。③乳酸酸中毒。这些急性并发症起病急、进展快、病死率高，若抢救不及时，往往有生命危险。

2. 初次接受胰岛素治疗的患者

包括所有 1 型糖尿病患者和部分重症 2 型糖尿病患者，由于患者自身胰岛分泌功能衰竭，口服降糖药往往效果不佳，而需要改用胰岛素治疗。通过住院，能够对患者进行包括并发症在内的全面检查以及全天的血糖监测，便于综合治疗以及药物调整，制定一个个体化的最佳治疗方案，迅速控制病情，消除症状。同时，住院可以让患者得到一次系统的糖尿病教育，学会如何科学安排饮食以及血糖的自我检测，掌握胰岛素的配置、注射并能根据血糖、尿糖监测结果调整胰岛素用量。

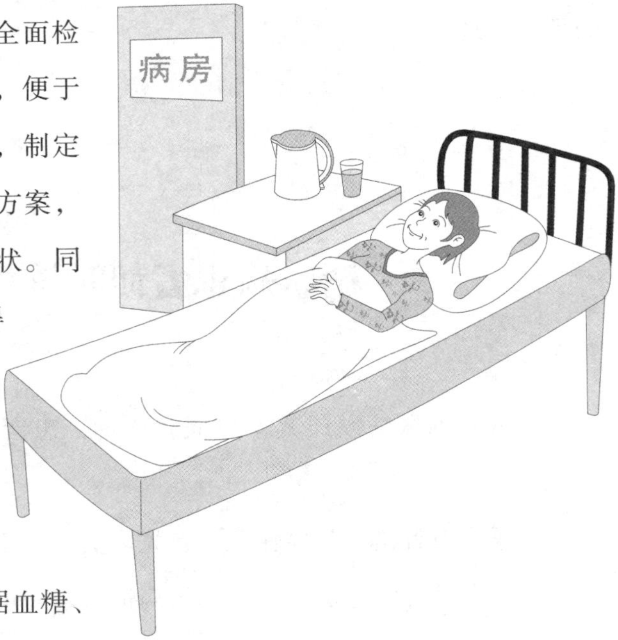

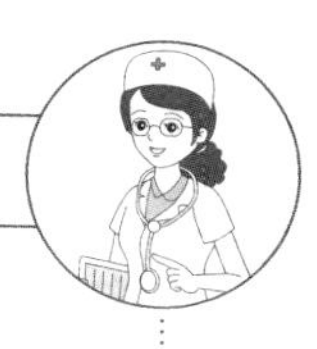

3. 血糖忽高忽低或血糖长期居高不下者

通过住院全面检查及系统观察，找出患者血糖居高不下的症结所在，从而对症下药。同时，科学指导患者合理安排饮食、运动及生活起居，消除各种导致血糖波动的诱因，使血糖得到平稳控制。

4. 处于应激状态或有严重糖尿病慢性并发症者

糖尿病患者合并高热、重症呼吸道感染、肺结核、急性胆囊炎、尿路感染、急性心脑血管病等应激情况或者有糖尿病肾病、糖尿病眼底出血、痛性神经病、顽固性腹泻、足部坏疽等严重慢性并发症时均应住院治疗。另外，需要实施手术治疗的患者应该住院，即便是小手术，也应住院治疗、观察，这有利于控制糖尿病和患者的术后恢复。

如有条件，新发现的患者宜短期住院，目的是为了全面检查、了解是否有糖尿病并发症和其他病变；拟定治疗方案，观察治疗效果；帮助患者掌握糖尿病基础知识，提高患者自我管理能力。

糖尿病妇女妊娠期间该注意些啥

孕妇糖尿病包括两种类型：一种是在妊娠中、晚期新发的糖尿病，叫“妊娠糖尿病”，约占孕妇糖尿病总数的80%，多见于高龄及肥胖孕妇，随着分娩结束多数人血糖可恢复正常，但有近1/4的产妇若干年后会发生永久性糖尿病；另一种是妊娠前就诊断有糖尿病，之后又妊娠，叫“糖尿病妊娠”，占糖尿病孕妇10% ~ 20%，分娩结束后糖尿病仍持续存在。

考虑到糖尿病孕妇胎儿畸形、早产、围生期死亡率、妊娠中毒症都

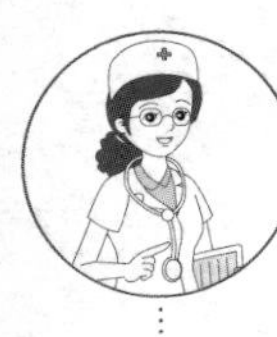

比非糖尿病孕妇为多，很多人对糖尿病患者能否妊娠生育一直心存疑虑。事实上，只要糖尿病能得到满意控制，无心、脑、肾、眼及其他严重并发症，糖尿病患者完全可以生育，没有必要仅仅因患糖尿病而中断妊娠或绝育。生个健康的宝宝是每个做父母的最大心愿，为了确保母子平安，糖尿病孕妇需要付出更多的努力，除了在孕前做好充分准备外，妊娠期间还要做到以下几点。

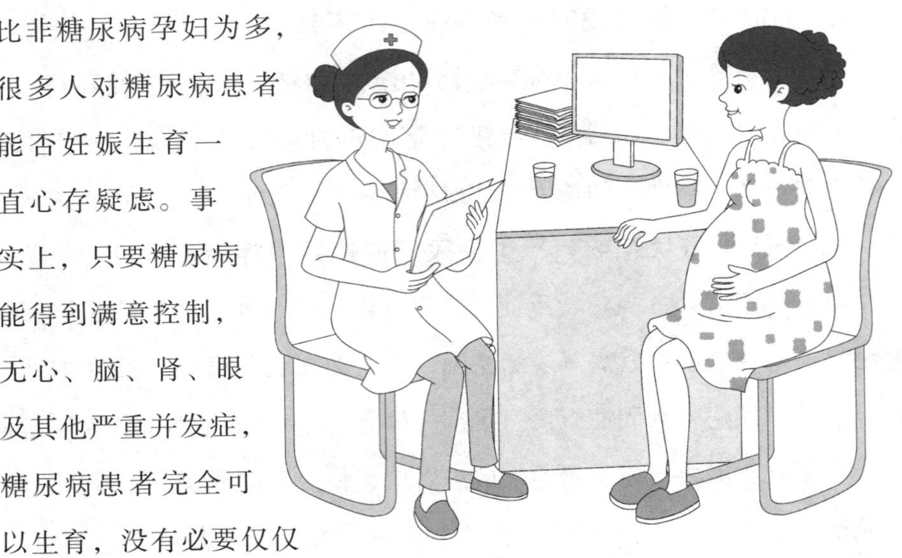

1. 严格控制血糖

糖尿病妇女应在怀孕前严格控制糖尿病，待血糖稳定在正常水平后方可受孕。妊娠头 3 个月的血糖控制是非常重要的，因为此阶段严格控制血糖可以降低流产及新生儿畸形的危险性。而在妊娠的 12 ~ 36 周，严格控制血糖可以减少巨大胎儿的发生率，降低母体分娩时的危险性及新生儿围生期死亡率。

2. 禁用口服降糖药

随着孕期的增加，母体内的激素水平发生显著变化，胰岛素抵抗进一步加重，糖尿病孕妇仅靠饮食控制不足以把血糖控制良好，需要用药物控制血糖。为避免口服降糖药可能造成的不良影响，如畸形、新生儿低血糖症及新生儿乳酸酸中毒等，应使用胰岛素治疗。对于已使用胰岛素的妇女，此时胰岛素的剂量需要酌情增加，在妊娠第 36 ~ 40 周时胰

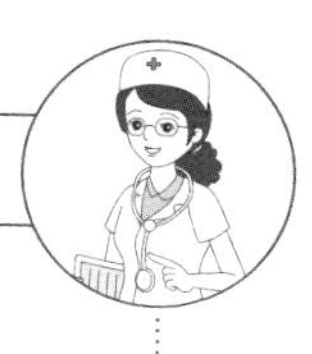

岛素剂量有可能需要增加 2 ~ 3 倍。

3. 饮食控制可适当放宽

孕妇是一张嘴吃两个人的饭，每天摄入的热量应该比非妊娠妇女多些，妊娠中、晚期热量供给一般以 1800 ~ 2000 千卡 / 日或按每千克体重 30 ~ 38 千卡 / 日为宜，但体重增长不宜过快、过多，一般每月不宜超过 1.5 千克，整个妊娠期间增重不宜大于 10 ~ 12 千克。妊娠期间应多进食富含蛋白质食物，一般每千克体重从饮食中摄入蛋白质 1.5 ~ 2.0 克为宜，多进食富含钙、铁、锌、碘、叶酸等微量元素及多种维生素的食物，如牛奶、豆制品、海产品、动物肝脏、蘑菇、深色蔬菜、水果等。

4. 要坚持适量的运动

糖尿病孕妇可以进行一些低强度的"有氧运动"，如散步、游泳等，避免剧烈、紧张或跳跃的体育运动。但在运动前、中及后应严密监测血糖水平，以防运动中出现低血糖。

5. 加强自我监测

糖尿病孕妇需要经常进行血糖监测，完整的血糖谱包括空腹、每次餐前、餐后 2 小时、睡前及凌晨 3:00 的血糖。随着孕周进展，尤其，妊娠 20 周后，由于妊娠所诱导的胰岛素抵抗的形成，胰岛素的用量可能需要不断增加。

严格的血糖控制有可能导致低血糖，加上妊娠可能改变低血糖的早期预警症状，一旦发生低血糖可以使某些孕妇迅速出现意识丧失，从而危及生命。因此，经常监测血糖变化有助于您发现低血糖，得到及时治疗。此外，每次运动前后也需要监测血糖水平，并要随身携带一些糖类含量较高的零食，以便出现低血糖时应急之用。

需要提醒的是，妊娠期肾糖阈往往比正常人减低，有 1/3 的孕妇尿糖阳性而实际上血糖正常，如果以尿糖作为血糖的参照显然不妥。

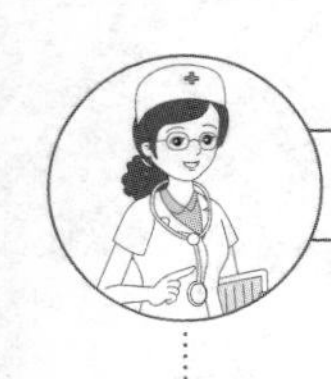

6. 勤上医院检查

糖尿病孕妇是糖尿病和妊娠两种情况并存，比单纯的糖尿病或者单纯的妊娠要复杂得多，所以，随着孕期的进展，要逐渐增加就医检查的次数。注意对孕妇及其胎儿的监测，妊娠22周左右彩色超声检查排除胎儿畸形，妊娠32周后需要加强胎儿宫内监测及时发现胎儿有无宫内缺氧，以了解胎儿的生长发育情况；同时测血糖、尿糖、尿常规、血脂、肝肾功能、血压和眼底，以了解孕妇糖尿病及其并发症的控制情况。在产科医生的指导下，选择适当的时机结束妊娠。在分娩时应比健康孕妇提前入院，以确保安全度过妊娠及分娩的全过程。

糖尿病患者产后胰岛素需要量减少，此时应注意调整胰岛素的用量，同时，鼓励糖尿病患者母乳喂养以减少胰岛素的使用量，当然，母乳喂养期间可以应用胰岛素，但许多口服降糖药物不适合哺乳者应用。

糖尿病为何青睐小胖墩

随着生活水平的提高和生活模式的转变，糖尿病队伍正以前所未有的惊人速度发展壮大。以往，儿童糖尿病主要见于1型，近年来，由于肥胖儿童的增多，在以中老年为主体的2型糖尿病队伍中，出现了越来越多天真稚嫩的面孔，据估计，在儿童糖尿病患者中，2型糖尿病约占一半。由于儿童2型糖尿病发病较隐匿，患儿能吃能喝，很容易被忽略而延误诊治，以致造成严重后果。为此，国内外医学专家告诫，必须高度警惕儿童糖尿病。

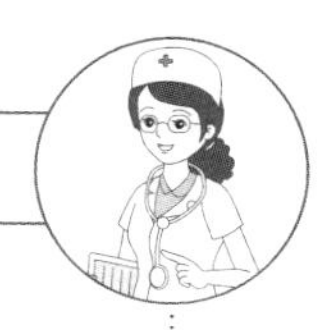

1. 儿童糖尿病，2型唱主角

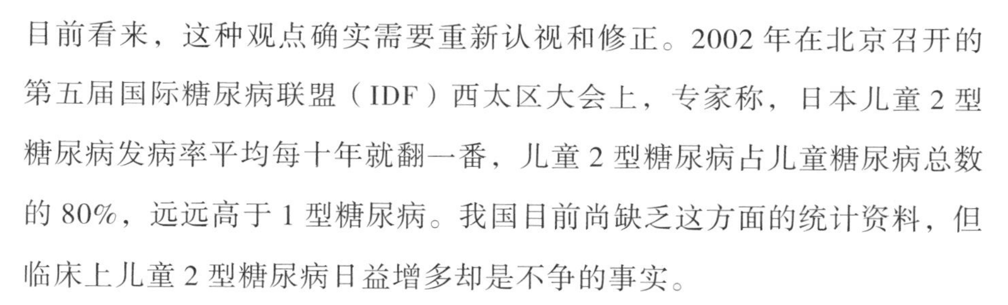

糖尿病是由遗传因素与环境因素相互作用所致的代谢性疾病，主要分为1型（旧称“胰岛素依赖型”）和2型（旧称“非胰岛素依赖型”）。长期以来，一直认为儿童糖尿病属于1型，2型糖尿病则是成人的专利。目前看来，这种观点确实需要重新认视和修正。2002年在北京召开的第五届国际糖尿病联盟（IDF）西太区大会上，专家称，日本儿童2型糖尿病发病率平均每十年就翻一番，儿童2型糖尿病占儿童糖尿病总数的80%，远远高于1型糖尿病。我国目前尚缺乏这方面的统计资料，但临床上儿童2型糖尿病日益增多却是不争的事实。

2. 都是肥胖惹的祸

除了遗传因素以外，吃洋快餐、饮食结构不平衡，泡网吧、玩电子游戏，户外运动不足，热量摄入大于消耗量，导致小胖墩剧增，这是导致儿童2型糖尿病的主要原因。肥胖者的组织细胞容易产生胰岛素抵抗，尽管患者体内胰岛素分泌水平往往不低，但作用却大打折扣，以致血糖升高而发生糖尿病。2型糖尿病发病年龄大幅度提前，不仅使糖尿病队伍更加庞大，而且从长远看，后果更加严重。试想一下，小小年纪就与糖尿病相伴，势必给学习、生活、心理带来诸多影响，而且一旦控制不良，若干年后，各种可怕的并发症，如失明、肾衰竭等将接踵而至，不幸将伴随糖尿病患儿今后的一生，给患儿及其家庭带来的经济负担和精神压力更是难以估量，这不能不引起全社会的关

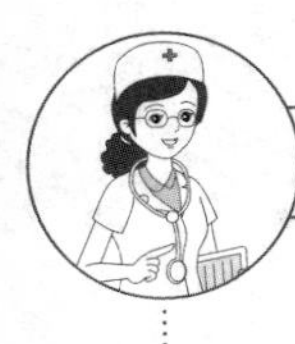

注和警惕。

3. 重点排查，早发现早治疗

儿童2型糖尿病大多起病隐匿，加之患儿体胖能吃，看上去营养状况不错，因而很容易被忽视而延误诊断，不少人都是并发症出现之后才查出糖尿病的。目前主张对于肥胖儿童尤其是有糖尿病家族史者，一定要定期化验血糖，不仅查空腹血糖，还要查餐后2小时血糖，后者对早期发现糖尿病较前者意义更大。儿童2型糖尿病的治疗原则与成人2型糖尿病基本相同，饮食控制及运动锻炼仍然是治疗的基础。在饮食控制方面与成人略有不同，既要限制总热量，避免营养过剩，又要注意营养均衡，满足儿童生长发育的营养所需。每日总热量一般以1000+年龄×80（千卡）为宜。在药物治疗方面，可选用双胍类药物，有些药物（如α-糖苷酶抑制剂）在儿童中使用的安全性尚未得到证实，故应在专业医生指导下用药。

4. 控制肥胖，防患未然

2型糖尿病对肥胖儿可谓“情有独钟”，换言之，导致糖尿病年轻化趋势的根源就在于儿童肥胖症，因此，一定要讲究膳食科学，避免营养过剩及偏食。尤其要减少高脂肪食物（如巧克力、奶油等）的摄入，同时，要加强体育活动，切忌以看电视、打游戏机代替课余锻炼。此外，注意劳逸结合，保证良好睡眠，避免精神长期高度紧张也是十分必要的。另外，对肥胖儿童以及有糖尿病家族史的儿童应每半年查一次血糖，以便于早期发现糖尿病。

如果您有糖尿病，那么就用实际行动教育您的孩子吧！让他们知道什么是健康的饮食、如何进行运动、检测血糖、吃药，以及如何做好个人日常保健。

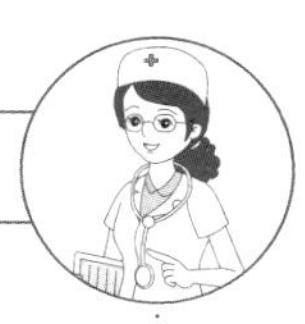

老年糖尿病诊疗有哪些特殊性

随着社会经济的发展和人民生活的改善，我国的人均寿命逐渐延长，老年糖尿病的患病率也在迅速增长，根据2010年中国流行病学调查，我国60岁以上人群糖尿病患病率约20.4%，远远高于同期国人的糖尿病平均患病率（9.7%）。目前，糖尿病已成为老年人除心脏病、癌症之外的第三位死亡原因。

一、老年糖尿病的临床特点

1. 症状不典型，容易被漏诊

老年糖尿病患者起病隐匿，症状轻微，缺乏典型的“三多一少”（多饮、多尿、多食及体重减轻）症状，很多患者无口渴、多饮，仅仅表现为不明原因的乏力、消瘦，有的患者甚至没有任何症状，许多患者都是查体时被偶然发现的。

2. 以糖尿病并发症为首发症状

许多老年人虽患糖尿病多年却不知道，直至出现了并发症。有的因视力障碍就诊于眼科；有的因水肿、尿蛋白阳性就诊于肾病科；有的因伤口久不愈合就诊于外科；有的因冠心病就诊于心内科；有的因外阴瘙痒就诊于妇科；有的因昏迷就诊于神经科等，经过检查才知道病因都是糖尿病。

3. 心脑血管并发症多

老年人本身就是心脑血管病的高发人群，若同时合并糖尿病，心脑血管病发生率将增加 3 倍以上。现已证实：早在糖尿病前期（即糖耐量减低阶段），患者即已存在胰岛素抵抗、高胰岛素血症、脂代谢紊乱、高血压等心血管病危险因素，因此，糖尿病心血管并发症甚至可出现于糖尿病确诊之前。有资料显示：老年糖尿病的冠心病发生率达 34.7% ~ 66.6%，脑血管病发生率为 20.4% ~ 24.6%，约 3/4 的老年糖尿病患者最终是死于心脑血管并发症。

4. 容易发生高渗性昏迷和乳酸酸中毒

老年糖尿病患者在某些应激状态下（如感染、创伤、手术、呕吐、腹泻、急性心脑卒中等等），血糖迅速升高，渗透性利尿失水较多，而老年人由于下丘脑口渴中枢不敏感，进水量不足，使患者因脑组织严重脱水而导致高渗性昏迷，临床上常被误诊为脑卒中而收治于神经科，因此，遇到老年人出现昏迷时，不要只想到脑卒中，一定要常规化验血糖，排除本病。

5. 低血糖易感性高、危害严重

老年糖尿病患者由于自主神经受损，交感神经对低血糖的反应性降低，无症状性低血糖较为多见，不容易被及时发现，而直接导致低血糖昏迷。另外，低血糖可兴奋交感神经，使心率加快，血管收缩、血压升高，进一步加重心脑缺血，诱发急性心梗和脑血栓形成。此外，长期处于低血糖状态，还可引起患者脑功能障碍及痴呆症。

二、老年糖尿病的血糖控制目标

DCTT 和 UKPDS 的研究显示，严格控制血糖（即强化治疗）可以预防和减少糖尿病的并发症，但对老年糖尿病患者却未必适合。这是因为，一方面，血糖控制越严格，低血糖风险就越大；另一方面，考虑到糖尿病慢性并发症的出现需要一个较长的过程，因此，老年糖尿病患者的血糖控制标准可以适当放宽一些，以空腹血糖＜ 7.0 毫摩尔 / 升，餐后 2 小

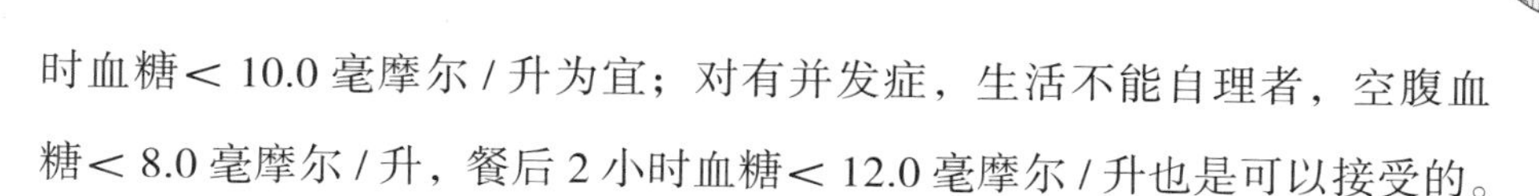

时血糖＜10.0毫摩尔/升为宜；对有并发症，生活不能自理者，空腹血糖＜8.0毫摩尔/升，餐后2小时血糖＜12.0毫摩尔/升也是可以接受的。

三、老年糖尿病的治疗

1. 饮食治疗

适当限制食物的总热量，每顿七八分饱即可，进食宜少量多餐，主食多选粗杂粮，多吃蔬菜，增加纤维素，尽量吃鱼、虾、蛋、奶等优质动物蛋白，少吃煎炸食品及花生、瓜子等坚果类零食，饮食宜清淡，不甜不咸，戒烟限酒。

2. 运动治疗

适度运动对于控制体重、改善胰岛素抵抗、降低血糖大有裨益。老年人在运动前应先要做一次全面体检，了解自身的心肺功能状况，以便确定是否适合运动。有氧运动项目（如快步走、健身舞、慢跑、骑自行车等）比较适合于老年人；运动应在饭后1小时开始，每次活动时间不少于30分钟，每周不少于5次；运动后每分钟的心率控制在“170－年龄”左右为宜。运动要求循序渐进，量力而行，持之以恒。

3. 口服降糖药

老年糖尿病患者的用药具有一定的特殊性。①老年人往往有肝肾功能下降，因此，尽可能选择对肝肾无不良反应的降糖药。格列喹酮、诺和龙主要是经过胆道排泄，阿卡波糖不被肠道吸收，因此，这些药物比较适用于老年人尤其是合并轻度肾功能不全者。另外，在患者有肝肾功能不全、心力衰竭、缺氧的情况下，二甲双胍容易导致乳酸酸中毒，因此，凡有上述情况的老年人应禁用。②不宜选用长效、强效的促胰岛素分泌剂（如格列本脲），以免导致严重的低血糖。尽可能选用半衰期短、排泄快的短效药物（如诺和龙），因其起效快，作用维持时间短，既能很好控制餐后血糖，又不容易引起低血糖。③老年糖尿病患者应慎用β受

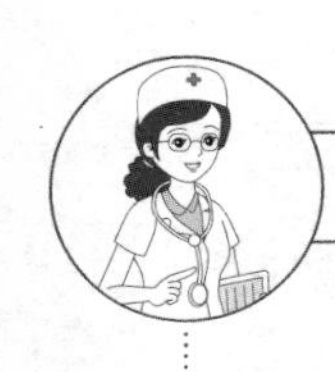

体阻滞药剂，因其可掩盖低血糖症状，使低血糖难于察觉。④早期联合用药。当治疗量的单一药物不足以控制病情时，尽早采取联合用药，而不可盲目增加药量，这样可以减少药物的不良反应。⑤老年人往往身患多种疾病，用药品种多而杂，在选择降糖药物时，要注意彼此间的相互影响。例如，β 受体阻滞药剂、噻嗪类利尿药、糖皮质激素可削弱降糖药物的作用；而水杨酸盐、吲哚美辛、磺胺类药、氨茶碱等可增强磺脲类药物的降糖作用。⑥老年患者近记忆力较差，应尽量减少服药的种类及次数，以增加患者服药的依从性，减少漏服。⑦噻唑烷二酮类胰岛素增敏剂（如艾可拓等）具有改善胰岛素抵抗、保护胰岛 β细胞功能等功效，适用于有严重胰岛素抵抗的患者，其不良反应是水钠潴留及水肿，因此，合并心衰的糖尿病患者禁用。

4. 胰岛素治疗

老年糖尿患者应用胰岛素的指征与普通糖尿病患者基本相同，常用于以下情况：①口服降糖药效果差，血糖控制不佳。②发生酮症酸中毒、高渗性昏迷等糖尿病急性并发症；③严重应激状态如重度感染、急性心梗、外科手术等。④有严重肝肾功能不全及血管并发症者。

由于老年人应用胰岛素比青年人更易产生低血糖，并容易诱发严重的心血管意外事件，因此，在选择胰岛素治疗方案时，应把安全放在首位，减少低血糖的发生。老年人胰岛素治疗最佳方案尚不统一，一般采用胰岛素联合口服降糖药，即睡前注射中、长效胰岛素，白天加用口服降糖药；或者采用每天早、晚 2 次注射预混胰岛素（如诺和灵 30R），剂量一般是早餐前 2/3，晚餐前 1/3，要求常规睡前少量加餐以防止夜间低血糖。胰岛素应从小剂量开始，每次调整幅度不宜太大。要求患者或其家属必须掌握胰岛素使用的相关知识，同时具备识别和处理低血糖的能力。考虑到老年人的实际情况，尽可能使用精确而又

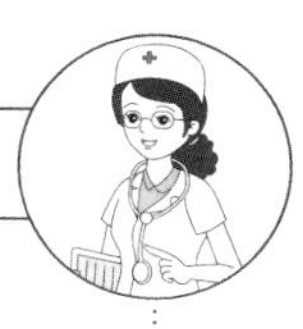

方便的胰岛素给药。

5. 心理治疗

老年人由于远离工作岗位或与子女分居，心理较为孤独，而由糖尿病所带来的心理恐惧、健康伤害和经济压力使其情绪更加低落甚至自暴自弃，这种情绪波动会导致肾上腺激素分泌增加，使血糖升高、病情加重。因此，耐心细致的关怀教育，解除患者的心理负担，对于保持病情稳定十分重要。

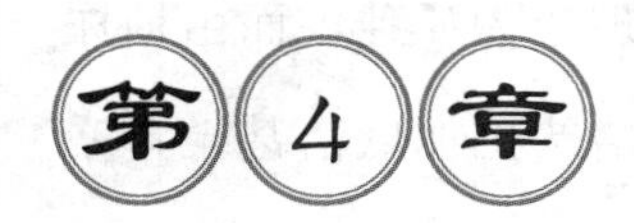

警惕糖尿病并发症

血糖高点并不可怕，真正可怕的是长期高血糖带来的各种并发症，糖尿病的所有危害，几乎都来自于由它引起的各种并发症。君不见，有多少患者因糖尿病而导致失明、截肢、尿毒症、阳痿、心肌梗死、半身不遂；又有多少人因糖尿病而致残、致死；糖尿病使多少个原本幸福的家庭不堪重负、因病致贫……由“甜蜜杀手”导演的并发症形形色色、无孔不入，极大地威胁着人们的健康，对此，我们应该如何正确认识和对待呢？

请看……

◎性命攸关的糖尿病酮症酸中毒

◎形形色色的糖尿病神经病变

◎糖尿病须防肾病尾随

◎糖尿病相关眼病有哪些

◎糖尿病患者不可漠不关“心”

◎呵护双足，远离截肢

◎糖尿病足的分级治疗

◎糖尿病夺人“性”福

◎低血糖的识别与急救

◎别拿“餐后高血糖”不当回事

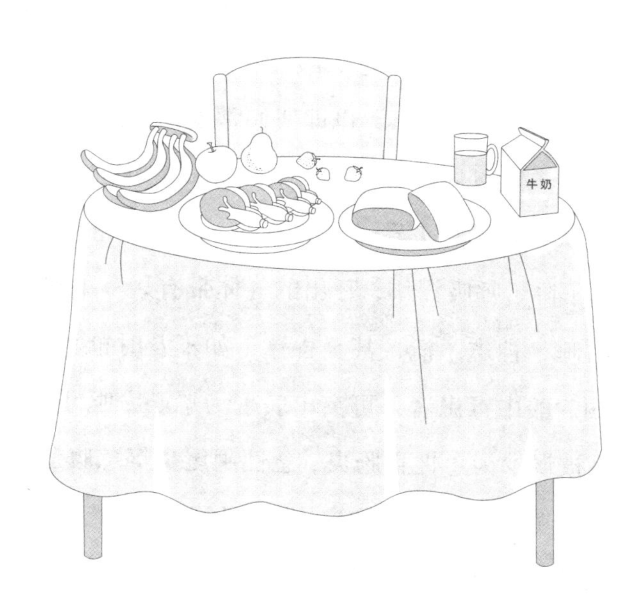

性命攸关的糖尿病酮症酸中毒

酮症酸中毒是糖尿病最常见的一种急性并发症。在1921年胰岛素面世以前，由于缺乏有效的治疗手段，糖尿病患者一旦发生酮症酸中毒，往往性命难保。正是因为有了胰岛素，才使这种局面大大改观。只要患者能及时、正规的接受治疗，绝大多数都能转危为安。但不管怎样，酮症酸中毒对糖尿病患者的生命威胁都始终存在。

酮症酸中毒的发生机制：由于胰岛素严重缺乏，导致糖的利用障碍，血糖显著升高，尿糖排泄增加，机体转而靠动用脂肪作为能量来源，伴随着脂肪的过度分解，产生大量的酸性物质——酮体，由于酮体不断在体内积聚，导致代谢性酸中毒，也即我们常说的“糖尿病酮症酸中毒”。

得了酮症酸中毒以后，患者原有的糖尿病症状进一步加重，表现为严重口渴、多饮、多尿、头昏、食欲缺乏，脱水严重者皮肤黏膜干燥、弹性差、血压下降、呼吸深快，呼出的气体带有烂苹果味。进一步发展，患者可发生嗜睡，神志不清，甚至昏迷，如不及时抢救，可导致死亡。另外，有些酮症酸中毒患者，可突出表现为恶心、呕吐、腹痛等消化道症状，很容易被误诊为急性胃肠炎、急性阑尾炎等急腹症，应注意鉴别。

一旦发生酮症酸中毒，必须立即送达医院抢救，静脉滴注胰岛素，补充液体与电解质，如果酸中毒严重（$pH < 7.1$），还应补充少量的碱性药物，同时，还要消除感染等诱发因素。

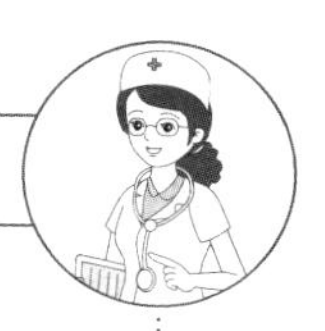

对于糖尿病酮症酸中毒，应当重在预防，因而有必要了解其诱发因素。临床常见的诱因有：①患者擅自停用或减少胰岛素用量。②患者处于严重感染、创伤、急性心肌梗死、脑卒中等应激状态。③暴饮暴食。

形形色色的糖尿病神经病变

常听糖尿病患者就诊时诉说，身上好像有很多蚂蚁在爬，要多难受有多难受。还有的患者诉说，整天浑身疼痛、彻夜难眠，简直生不如死。其实，这些异常的感觉，都属于糖尿病的慢性神经性并发症。据统计，在病史较长的糖尿病患者中，50% 以上出现神经病变。根据受累的神经类型不同，临床表现多种多样，常见的有以下几种。

1. 周围神经病变

周围神经包括感觉神经和运动神经，其中，又以感觉神经病变最为多见，主要表现为四肢（主要是下肢）远端感觉异常：有的感觉手脚麻木、灼热、蚁行感（犹如蚂蚁在皮肤上爬行）等；有的表现为疼痛以至于夜不能寐；有的表现为感觉过敏，对冷、热、触摸极度敏感。还有的则表现为感觉迟钝乃至感觉丧失，这类患者特别容易受伤，而且，受了伤还不易察觉，伤口久治不愈，溃烂坏死，严重的还需要截肢。

2. 自主神经病变

自主神经又称植物神经，主要支配呼吸、心搏、血压、胃肠蠕动、膀胱排尿、汗腺分泌等。当发生自主神经病变时，可出现下列各种表现：①胃肠功能紊乱。可引起吞咽困难、胃排空延迟，呃逆、腹胀，医学上

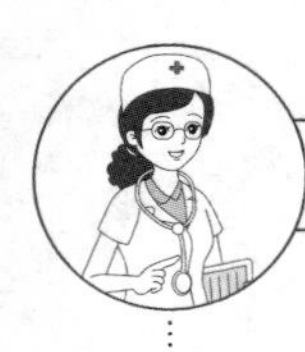

称之为“胃轻瘫”。肠功能紊乱可引起慢性腹泻，也可出现便秘，或腹泻与便秘交替出现。②膀胱排尿功能异常。可引起排尿无力，尿潴留及膀胱过度充盈。③性功能障碍。男性与女性均可出现，男性多有阴茎勃起功能障碍。④出汗异常。容易出汗，最常见的是头面部及上半身出汗。有的患者在夜间睡梦中突然出汗、心慌惊醒，酷似低血糖，但是检查血糖并不低。⑤直立性低血压。表现为从卧位突然坐起或站立时，发生一过性低血压，患者出现头晕眼花、两眼发黑、严重的甚至晕倒。⑥心动过速。患者感觉心慌，休息及夜间心率可大于 90 次 / 分钟。

3. 糖尿病神经病变的防治

由于神经组织的生长和修复远较其他组织为慢，因此，糖尿病神经病变的预防比治疗更为重要；早期治疗可使病情获良好控制，晚期则病情很难逆转。具体措施如下：首先，控制血糖，纠正体内代谢紊乱，这是预防和治疗糖尿病神经病变的关键。其次，要改善神经营养，可选用甲钴铵、神经节苷脂等。其三，改善微循环，促进神经修复。如山莨菪碱（654-2）、前列腺素 E_1、培达、丹参等，此外，还须对神经病变引起的各种症状采取相应的对症治疗，如止痛、改善胃动力、控制心动过速等。

糖尿病须防肾病尾随

1．尿毒症，糖尿病最危险的并发症

糖尿病本身并不可怕，可怕的是由它引起的各种并发症。在糖尿病的诸多并发症当中，最为严重者当数糖尿病肾病。如果患者的血糖控制

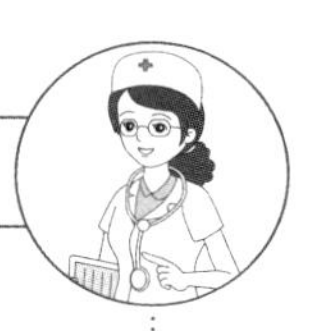

不好，10 ～ 20 年后约有 50% 的患者并发肾损害，进而一步步发展为尿毒症。据统计，糖尿病肾病患者约占全部糖尿病患者的 1/3；糖尿病患者等尿毒症发生率比非糖尿病患者增加 17 倍；在接受透析治疗的尿毒症患者中，有 2/5 是由糖尿病引起。有人把尿毒症称为缓期癌症，患者只能靠血液透析或肾移植方能维持生命，生活质量严重下降，巨额的医疗费用使许多人最终不得不放弃治疗。

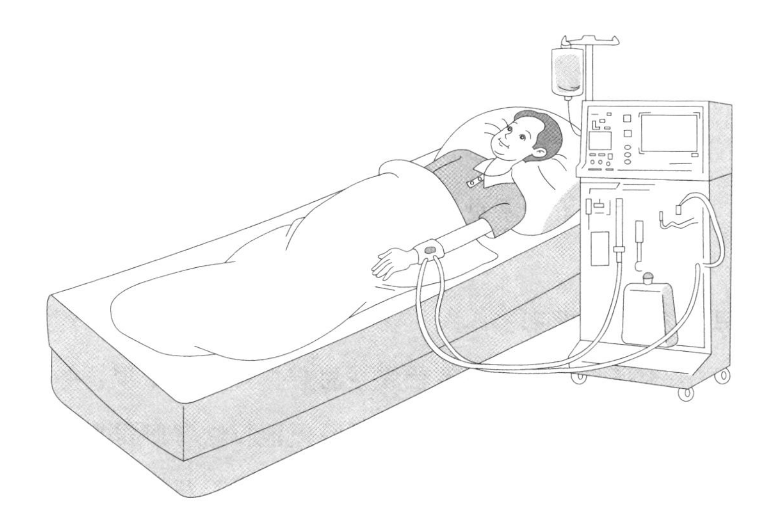

2. 糖尿病肾病，危险因素有几多

导致糖尿病肾病的危险因素有高血糖、高血压、高血脂、高血黏度、高蛋白（特别是植物蛋白）饮食、吸烟、病程长短、遗传易感性等，长期慢性高血糖与肾小球微血管及基底膜中的蛋白质发生非酶促反应，形成糖化蛋白，是导致本病的主要原因，而高血压则是另外一个重要危险因素。

3. 糖尿病肾病的分期

糖尿病肾病起病隐匿，早期通常没有任何症状，随病程延长而逐渐加重，按照发展过程由轻到重可分为五期：1 期为“肾小球高滤过期”，

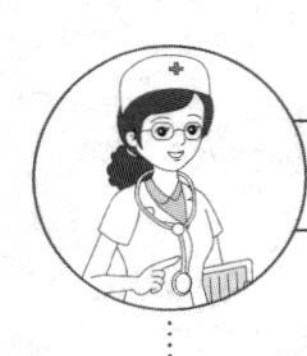

2期为“静息期”（又称间断性微量白蛋白尿期）。这两期的共同特点是肾脏体积增大、肾小球滤过率增高，但患者无临床症状，肾功能化验正常，尿蛋白阴性。区别是2期肾病患者运动后尿中可出现微量白蛋白，但休息后可恢复正常，此外，肾脏的显微组织结构可有轻度异常。3期为“早期糖尿病肾病期”，主要特点是持续性微量白蛋白尿，24小时尿蛋白定量在30～300毫克，尿蛋白排泄率在20～200微克/分钟之间。4期是“临床糖尿病肾病期”，出现大量蛋白尿，尿蛋白＞0.5克/24小时，尿蛋白排泄率＞200微克/分钟，伴有水肿、高血压等。5期为“肾衰竭期”，蛋白尿、水肿、高血压进一步加重可出现贫血、电解质紊乱、酸中毒、恶心、呕吐、肾性骨营养不良等，最终进入尿毒症期，必须进行肾脏透析或肾移植。

4. 早期发现有线索

无论是医生还是糖尿病患者首先在思想上要高度重视，一旦确诊为糖尿病，务必同时检查肾功能，尤其是检查能反映肾脏早期损害的指标（如肾脏B超、肌酐清除率、尿微量白蛋白定量及排泄率测定等），如若正常，以后每半年到一年复查1次。早期发现糖尿病肾病非常重要，如能在糖尿病肾病的早期（1～3期）给予积极、合理的治疗，可阻断病情发展甚至完全恢复正常，事实上，当患者出现水肿、临床蛋白尿时，病情往往已不是早期，早期诊断主要看三个方面：一是查肾小球滤过率，二是查尿微量白蛋白或β-微球蛋白，三是尿渗透压是否降低，主要是查禁水12小时情况下的尿渗透压。另外参考眼底检查的结果。因为糖尿病肾病与糖尿病视网膜病变同属于微血管病变，后者可先于前者出现。

5. 防治糖尿病肾病的五大法宝

首先，要严格控制血糖。高血糖是导致肾损害的重要因素，因此，一定要长期把血糖控制在理想水平。空腹血糖＜6.1毫摩尔/升，餐后

2小时血糖 < 8.0毫摩尔/升，糖化血红蛋白 < 6%。通过严格控制血糖，可大大减少肾脏病变的机会，同时，也可使大多数早期糖尿病肾病（微量白蛋白尿期）得到逆转或延缓其病情发展。在糖尿病肾病早期，可选用格列喹酮，因该药主要经过胆道排泄；当出现肾功能不全时，应给予胰岛素治疗。

其次，要严格控制血压。血流动力学异常可导致肾小球硬化，高血压与高血糖相比，前者对糖尿病患者肾脏的损害有过之而无不及。严格控制血压，能明显减少糖尿病肾病患者的蛋白滤出，延缓肾功能损害的进程。糖尿病患者血压要求控制在120/80mmHg以下，药物首选血管紧张素转换酶抑制药（如贝那普利等），此类药物除有降压作用外，对保护肾脏也甚为有益。少数患者服药后出现干咳，此时可换用血管紧张素Ⅱ受体拮抗药（如代文、科素亚等）。

第三，降低血脂及血黏度。血脂异常也是肾损害的危险因素之一，因此，应当把血脂，包括胆固醇、甘油三酯、低密度脂蛋白等控制在正常范围。

第四，适当限制蛋白质的摄入。高蛋白饮食可以增加肾小球的灌注压及滤过率，使尿蛋白排出增多，因此，为减少肾脏的负担，在糖尿病肾病的早期即应限制蛋白的摄入量，饮食中蛋白摄入量以每日0.8克/千克体重为宜。主要选择优质动物蛋白质（如鸡、鱼、瘦肉、蛋、奶）以供应较多的必需氨基酸。植物蛋白（如豆腐、豆浆等）会增加肾脏负担，同时又不能被机体充分利用，应适当限制。如有水肿，还应限制盐的摄入（每天5克以下）。

第五，戒烟，避免泌尿系统感染。早期糖尿病肾病（即前三期）经过积极治疗是完全可以逆转的。但由于糖尿病肾病起病隐匿，在病情初期几乎没有症状，因而容易被患者忽略；而一旦出现颜面及下肢水肿、大量蛋白尿，肾脏病变往往已经发展到不可逆转的阶段，丧失了治疗的最佳时机。因此，一旦确诊为糖尿病，不论有无水肿，均应常规做尿微量白蛋白（注意：不是普通尿常规）及肾功能检查，以便于糖尿病肾病的早期发现和及时治疗。

糖尿病相关眼病有哪些

糖尿病眼病是糖尿病的主要慢性并发症之一，是引起失明的首要原因，糖尿病患者双目失明的发生率是普通人群的25倍。糖尿病眼病包括糖尿病性视网膜病变、白内障、新生血管性青光眼等。其中，糖尿病性视网膜病变发生率最高、对视力影响也最大。

1. 糖尿病性视网膜病变

糖尿病性视网膜病变是最常见的糖尿病眼部并发症，其发生与血糖控制差、病程长、年龄大有关，一般病程5～10年就可以发生糖尿病性视网膜病变。糖尿病视网膜病变表现为视网膜上有微动脉瘤、出血、渗出、黄斑水肿、玻璃体积血、牵拉性视网膜脱离等，可使患者视力严重下降甚至失明。一旦确诊糖尿病就需要到医院进行眼部检查，必要时做眼底荧光血管造影、OCT检查。治疗方面，可采取视网膜激光光凝治疗，如果治疗及时可保持良好的视力。

2. 糖尿病性白内障

血糖升高，房水里的糖分也升高，使得晶体的渗透压改变，造成晶体纤维的肿胀、断裂和崩解，最终晶状体从透明变成混浊。治疗方式有

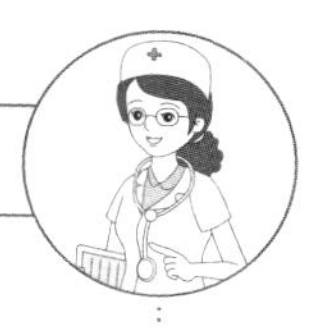

白内障摘除（白内障超声乳化）、人工晶体植入手术治疗。

3. 屈光异常

血糖高时可发生近视性屈光不正，当血糖降低时又可能发生远视性屈光不正，且常伴有散光，当出现视物模糊时，到医院检查，除了查眼底，还需要验光。所以控制血糖很重要。

4. 新生血管性青光眼

患者可表现为眼胀、眼痛、畏光，可伴有同侧头痛或恶心、呕吐。检查时发现眼压升高、虹膜面有新生血管，多发生在糖尿病视网膜病变未得到有效控制的晚期改变，这种病变治疗效果较差。抗青光眼药口服、点眼，或行抗青光眼手术降眼压。

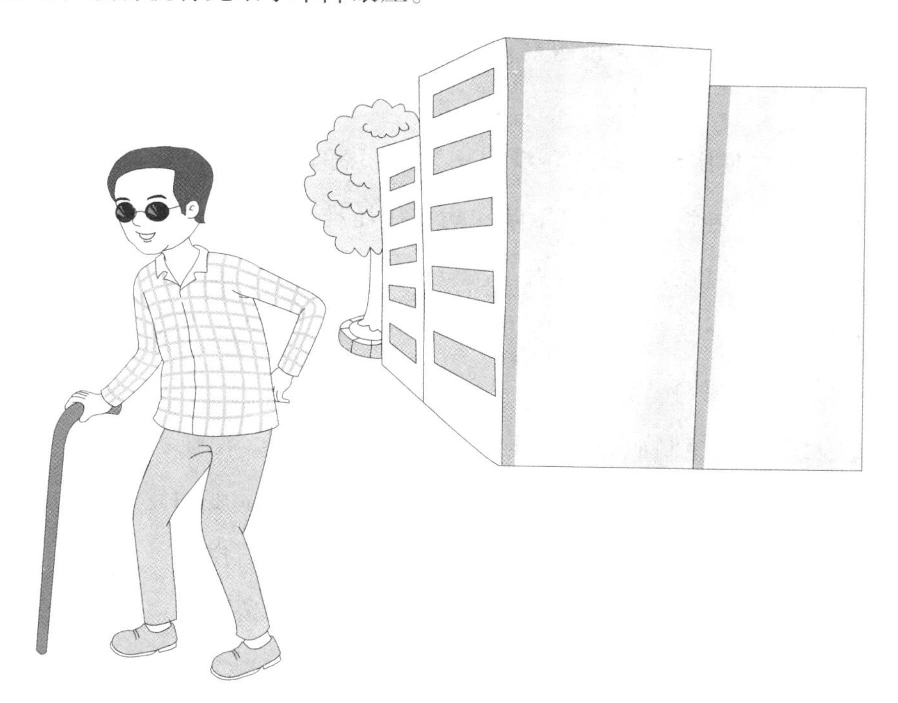

5. 眼部神经病变

影响动眼神经和外展神经功能，可以出现上睑下垂、视物模糊、复

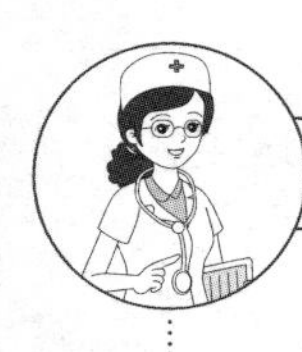

视即视物成“双影”、头痛、头晕、眼外肌麻痹、眼斜等症状，一般预后较好。当视神经的血供受损时可出现神经炎性反应，临床上表现为视力不同程度的减退甚至完全失明。表现为视盘水肿、缺血性视神经病变、视神经萎缩，

当患者并发糖尿病相关眼部病变时，治疗糖尿病、控制血糖是关键，内分泌科医生和眼科医生需要紧密配合，协助治疗。如果患者需要接受眼部手术治疗，要等血糖控制“平稳”后，才适宜做手术，当患者的血糖控制不稳定时，建议暂时不手术。糖尿病患者一定要定期到眼科检查，早期发现，早期治疗。无糖尿病史的中老年人也要定期体检，关注自己的身体健康。

为减少糖尿病相关性眼病的发生、发展，糖尿病患者应注意以下几点。

（1）定期眼科检查。在糖尿病视网膜病变的早期，患者通常没有感觉，而一旦自觉视力明显下降，病变往往难以逆转。因此，所有糖尿病患者均应在首次被确诊时做1次全面眼科检查，以后至少每年检查1次视力和眼底，病程在5年以上者应半年检查1次视力和眼底，以便及早发现和治疗视网膜病变。

（2）严格控制血糖、血压。积极治疗糖尿病，使血糖和血压长期保持在正常范围，这样可有效地防止或延缓视网膜病变的发生与发展。对出血较多、Ⅲ期以上的眼底病变可采用激光光凝治疗。

（3）坚持饮食控制，保持良好的精神状态，情绪稳定，消除各种不良的生活习惯，戒烟、戒酒。

糖尿病患者一旦出现眼病，病情进展极快，如不及早治疗，可导致双目失明，故万万不可轻视。

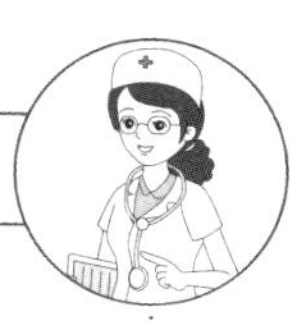

糖尿病患者不可漠不关“心”

张师傅是我的一位老病号。三年前，刚从厂里办了内退的他被查出有糖尿病，从那以后，每隔上十天半个月，他都要去门诊复查血糖、顺便开点药。我曾多次跟他讲，糖尿病不光是血糖高，往往合并其他代谢紊乱，并可导致心、脑、肾、眼、神经等全身性损害，建议他全面检查，每次他都以“没觉得哪儿不舒服”“经济条件有限”为由推脱。他曾对我讲，从前自己身体很好，自从查出糖尿病以后，也很注意饮食控制和运动锻炼，每天早晨都坚持爬山，自我感觉良好。一个多月前，他在一次爬山途中突然发生休克，幸亏被人及时发现送到医院，院方诊断为大面积急性心肌梗死，经过积极抢救，才得以转危为安。事后，张师傅打电话问我，为什么他发生急性心肌梗死时没有胸痛感觉，而且，在发病之前，也无任何心绞痛的先兆？

大家知道，单纯血糖高并不可怕，可怕的是糖尿病的各种并发症。在2型糖尿病的各种急慢性并发症当中，危害最大的是心血管并发症，据统计，将近80%的糖尿病患者是死于心血管并发症。与非糖尿病患者相比，糖尿病患者心脏病的发病率是其2～4倍，且发病早、发展快。值得警惕的是，由于糖尿病可损害患者的神经系统（尤其是末梢神经），使患者痛阈升高，即使发生了严重的心肌缺血，疼痛也较轻微甚至没有

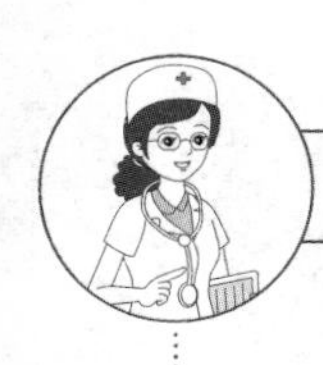

心绞痛症状，因此，无症状性心肌缺血或无痛性心肌梗死的发生率高，而且，不容易被及时发现，这一点应引起临床医生的重视。因此，对于病程长、年龄大或具有心血管危险因素的糖尿病患者，即使临床上无心血管病症状，仍应给予高度重视，需要定期（每年至少 1 次）检查各项代谢指标及心电图，必要时应做动态心电图、超声心动图等无创性心脏检查，以便于及早发现、早期干预。

以往，人们习惯于把糖尿病和冠心病作为两个独立的事件，如今这种观点已被推翻。目前认为，这两种病是结在一根藤上的两个苦瓜，都与胰岛素抵抗有关。糖尿病患者不光是血糖升高，往往还同时存在高血压、脂代谢紊乱、高血黏度、高血凝状态、高胰岛素血症、肥胖等心血管疾病危险因素，由于是集多种危险因素于一身，因而糖尿病患者罹患心血管病的危险性大大增加。大量医学证据表明，糖尿病是冠心病的等危症，甚至从某种意义上讲，糖尿病就是心血管疾病。

高血糖是冠心病的独立危险因素已成为国内外专家共识，但是，单一控制血糖并不能很好地控制糖尿病的心血管并发症。英国前瞻性糖尿病研究（UKPDS）表明：单纯控制血糖可以明显减少眼底和肾脏等微血管病变的发生率，但对于心血管并发症没有显著的降低。目前，国内外专家一致认为，为减少危及生命的心血管并发症，糖尿病患者除了要严格控制好血糖以外，还要积极控制并存的其他多种危险因素，包括降压、调脂（降低胆固醇、甘油三酯、低密度脂蛋白，升高对心血管有保护作用的高密度脂蛋白）、降黏、抗凝、减肥（因肥胖可导致胰岛素抵抗）、戒烟（因吸烟可导致大血管及微血管病变的发生、发展）等。换言之，应当彻底改变以控制血糖为中心的治疗观念，代之以全面控制糖尿病患者的心血管疾病危险因素，并要求治必达标，这就是当今糖尿病治疗的最新理念。

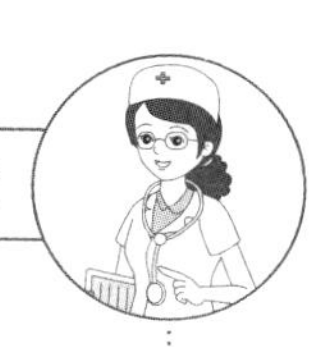

呵护双足，远离截肢

糖尿病足是糖尿病的一种常见的严重慢性并发症，是糖尿病患者截肢致残，甚至致死的重要原因之一。什么是糖尿病足？简单地说，糖尿病足是因神经病变致使足部感觉迟钝或丧失和因肢端缺血使局部组织丧失活力且合并感染的足。据统计，糖尿病患者足部病变的发生率是非糖尿病患者的17倍；而截肢率是非糖尿病患者的20～40倍，国外的截肢患者中，除因创伤以外，糖尿病患者约占一半。

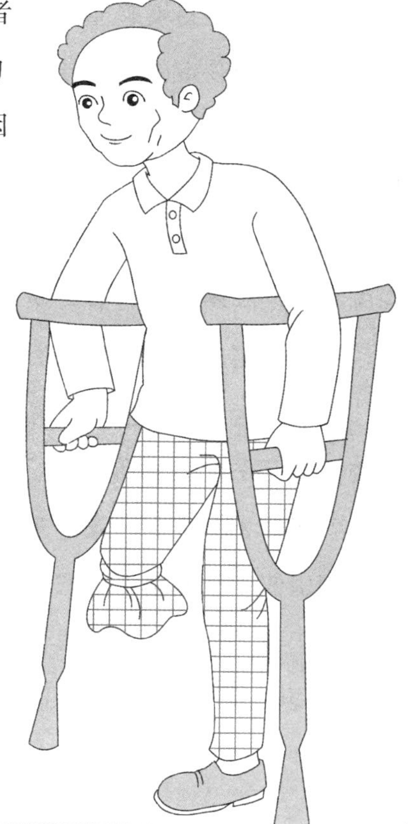

足溃疡常常是由于足部微小皮损未被注意或处理不当而导致的严重后果。“千里之堤，溃于蚁穴，”这句话同样适用于糖尿病足。糖尿病足多是缓慢发病，早期表现为足部皮肤干燥、汗少或者感觉消失，继而发展为脚趾溃烂、感染或坏死，病变进一步发展可侵及骨头，最终导致截肢。因此，加强对糖尿病足的检查、护理十分重要。

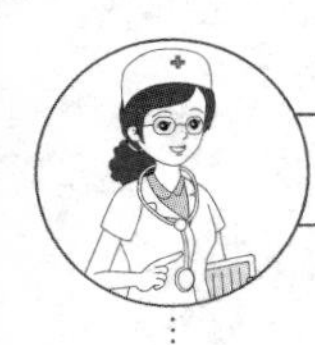

糖尿病足的高危人群包括：糖尿病伴周围神经病变（下肢麻木、刺痛、感觉减退或丧失）、周围血管病变（皮肤发凉、呈褐紫色、间歇性跛行）、既往有溃疡史、足部皮肤干燥、皲裂或有足部畸形、严重视力下降或失明等并发症的患者。这些患者应每天检查足底、足背及足趾。如果足底看不清，可在地上放一面镜子来检查。检查时要手眼并用，看有没有破损、起疱，如果有，应及时请医生处理，因为这些微小伤口一旦感染，后果非常严重。如果发现鸡眼或胼胝，可以用木砂纸轻轻地磨去表皮并保持皮肤干软，不能用刀削足部的鸡眼、茧子，更不能用市售的鸡眼膏及其他有腐蚀性的药水，以免造成皮肤损伤。指甲不要剪得太短，以免发生嵌甲。患者要注意足部卫生、每天洗脚，如皮肤干燥可在洗脚后搽上冷霜，水温应由家人来调节，因患者足部感觉麻木，伸进热水而无感觉，容易引起烫伤。冬季要注意保暖，避免发生冻伤。不要赤脚走路，室内一定要穿拖鞋，外出要穿鞋袜，以免损伤皮肤。穿鞋前要检查鞋里是否有小沙粒、异物及突起感觉。平时足部不能用热水袋或电热毯，脚实在感到冷，宁可穿上厚软的羊毛袜。另外，糖尿病患者为预防糖尿病足，选购鞋子也大有学问，必须选宽松合适的，千万不能买刚合脚的。足部还应适当活动以增加血流量。

糖尿病足应如何防治呢？首先要及早发现并及时治疗糖尿病，使血糖控制到接近正常，这样可以大大减少其发病率，其次是要戒烟，再就是要注意足部的检查和护理。如果已经发生足溃疡，除要严格控制血糖以外，还要积极控制感染，改善下肢血液循环。对化脓性感染灶进行局部清创引流。动脉重建术适用于大血管阻塞所致的肢体坏疽，可使部分患者免于截肢。截肢术是为了挽救生命不得已而为之的办法。

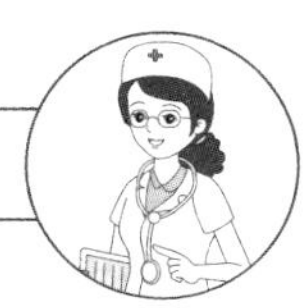

糖尿病足的分级治疗

糖尿病足是糖尿病的一种常见并发症，致残率高，危害大，根据严重程度的不同，临床上分为0到5级，现分述如下。

0级（坏疽前期）

此期患者的皮肤尚无破溃，但已有腿脚发凉、怕冷等缺血表现；或有肢端麻木、感觉减退等神经损害症状；或者有鸡眼、脚垫及足畸形。一般认为0级属于高危足期，如果处理不当，患者很容易发生坏疽。例如，有的患者认为鸡眼、脚垫乃小恙，随便用鸡眼膏涂抹或自己用小刀挖除，结果引起化脓感染甚至严重坏疽。

1级（坏疽初期）

这期患者的皮肤已起疱或已出现浅小溃疡，但病灶没有感染，由于溃烂还没有波及深部组织，及时发现、正确处理病灶可很快痊愈，处理不当病灶蔓延扩大，甚至有截肢的危险。许多患者开始认为皮肤起个小水疱没关系，不经消毒，不请医生自己随便挑破，结果感染化脓，蔓延扩大，发展为严重坏疽，这样的例子举不胜举，遇到此类情况最好找医生处理，必要时可住院治疗。

2级（轻度坏疽期）

溃疡深达肌肉组织，常合并软组织感染，脓性分泌物较多。此期的患者应该住院治疗，卧床休息，避免足部过于负重。定期清创换药，保

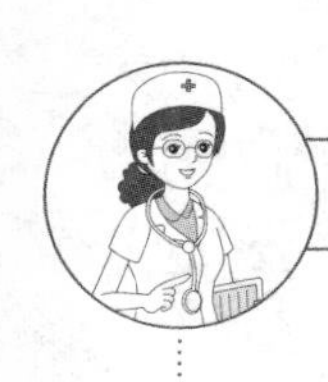

持伤口清洁及引流通畅。处理时禁止挤压排脓，以免感染扩散，除控制血糖以外，还要加强抗感染，改善血液循环，预防溃烂蔓延扩大。经过积极的治疗，病情会有好转，坏疽有望很快治愈。

3 级（中度坏疽期）

深部感染进一步加重，肌腱韧带受到破坏，往往有多发脓腔形成，产生大量脓性分泌物及坏死组织。这一阶段的患者一定要住院治疗，卧床休息，限制站立和行走，以减轻脚的负重。除局部清创换药、切开引流以外，患者一定要控制好血糖，选用敏感抗生素抗感染，改善血液循环和微循环，加强营养支持，经过积极努力是可以治愈的。

4 级（重度坏死期）

严重感染已造成骨质破坏、骨髓炎及骨关节病变，或已形成假关节，部分脚趾或部分手脚发生湿性严重坏疽，一般病情较重，可有高热，全身不适，处理得当可保留手脚大部，不至于对生活质量带来大的影响。

5 级（极重度坏疽期）

全足大面积坏疽，常波及踝关节，单纯内科治疗很难奏效，不得已需要截趾保腿，甚至舍腿保命。当然，最好不要拖得太晚而失去早期治疗机会，酿成一失足成千古恨的悲剧。

糖尿病夺人“性”福

李先生年近不惑，三年前查出有糖尿病，开始曾吃过一段时间的降糖药，后来复查血糖不高就把药停了，之后也没再复查。最近几个月，

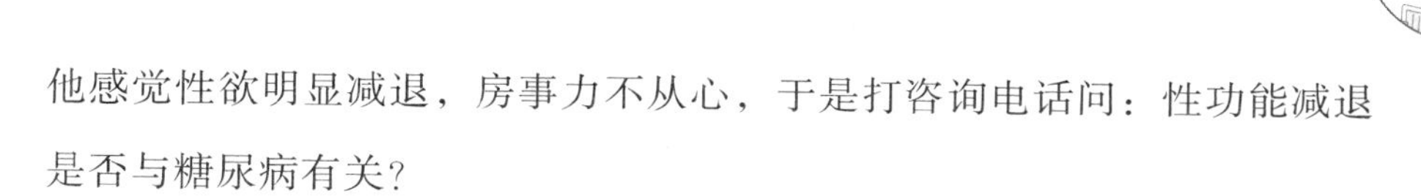

他感觉性欲明显减退，房事力不从心，于是打咨询电话问：性功能减退是否与糖尿病有关？

糖尿病可以损害支配阴茎的神经和血管，从而导致阴茎勃起障碍（阳痿）。阳痿发生的时间与糖尿病未必同步，先于糖尿病发生者占20%，后于糖尿病发生者占70%，与糖尿病同时出现者占10%。绝大多数属于器质性阳痿，精神性阳痿仅占20%。

男性性功能正常的维持有赖于性腺内分泌、神经、血管和心理等各方面的和谐统一。上述任何一个环节出现异常都会导致阴茎勃起功能障碍。目前认为，糖尿病引起勃起障碍的机制，主要是它所产生的代谢紊乱，长期损害周围神经、自主神经和小血管造成的。大多数患者的勃起障碍与神经病理改变有关。在高血糖的影响下，末梢神经发生感觉障碍，兴奋性降低；高血糖还会累及阴茎海绵体的小血管而影响其充盈，从而导致勃起障碍。

多年来，由于受封建传统思想的影响，许多患者在性生活方面羞于启齿，事实上，糖尿患者在这方面的问题十分突出。据调查，男性糖尿病患者阳痿的发生率为50%～60%，比正常人群高2～5倍，且随着年龄增大发生率逐渐上升。统计显示，30岁以下男性糖尿病患者阳痿发生率约20%，60岁以上发生率约70%。事实上，对糖尿病患者来说，在病情早期阶段，只要认真对待，通过心理及药物治疗，性功能往往能迅速得到明显改善，糖尿病中晚期并发的性功能障碍，治疗起来往往比较困难，完全恢复的希望也甚为渺茫，因此，早治疗方为上策。

临床上预防和治疗糖尿病患者性欲减退和阳痿，主要从四个方面着手：一是心理治疗。糖尿病患者精神压力是阳痿发生的重要原因。二是要把血糖严格控制在理想水平。空腹血糖在4.4～6.1毫摩尔/升，糖化血红蛋白小于6.5%。三要保护血管、神经，积极预防并发症。糖尿

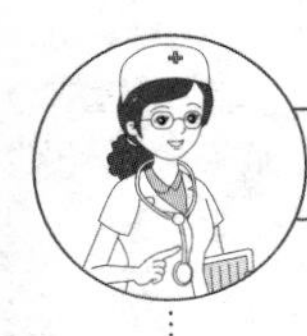

病性阳痿，38%是单纯血管因素，23%是单纯自主神经病变，35%是血管病变加神经病变所致。四是避免使用一些可能导致或加重阳痿的药物。

低血糖的识别与急救

有些病友可能会问：糖尿病患者不都是血糖高吗？怎么会出现低血糖呢？低血糖有哪些危害？在回答这些问题之前，先听我讲一个发生在病房里的真实故事。

王大爷是一位即将康复出院的脑血栓患者，他本人患糖尿病多年，每天自己早、晚2次皮下注射预混胰岛素。在出院的前一天傍晚，夜班护士巡视病房时发现王大爷躺在床上昏迷不醒、鼾声如雷，值班医生开始还以为是急性脑出血，马上做脑CT检查，排除了这种可能之后，急查血糖结果为1.6毫摩尔/升（正常值为3.9～6.1毫摩尔/升），诊断为低血糖昏迷，立即给患者静推葡萄糖液，1小时后患者神志逐渐恢复。事后了解得知，晚饭前，王大爷与来送饭的儿子因家务琐事吵了一架，儿子走后，已经打过胰岛素的王老伯一气之下一口饭也没吃，于是才有了上面惊险的一幕。

在正常情况下，血糖的来源、去路保持着一种动态平衡，维持在一个狭窄的范围，即空腹血糖大约4.4～6.1毫摩尔/升，餐后2小时血糖4.4～7.8毫摩尔/升，由于某种原因，一旦该平衡被破坏就可导致高血糖或低血糖。

低血糖症不是一种独立的疾病，而是多种原因引起的血糖浓度过低综合征，常常发生于糖尿病患者的治疗过程中。对于糖尿病患者而言，一次严重的低血糖和由此引发的身体伤害会抵消一辈子控制高血糖所带来的益处。

1. 低血糖的病因

主要是由于没能协调好饮食、运动和治疗药物三者的关系。常见于：①降糖药物（包括口服降糖药及胰岛素）使用剂量过大；②用药后进餐延迟或没进餐，文中的王大爷即属这种情况；③活动量增加而没及时加餐或相应减少药量；④空腹过量饮酒，因为乙醇可刺激胰岛素分泌，同时减少糖异生；⑤在2型糖尿病的早期，由于胰岛素的分泌高峰延迟，患者可出现餐前低血糖；⑥肾功能不全者，或同时服用水杨酸盐、磺胺药等都会加强降糖药物的作用而诱发低血糖。

2. 低血糖的临床表现

低血糖有轻、中、重之分，轻者只是表现为饥饿感、软弱无力；中度低血糖则有头昏眼花、恶心呕吐、心慌、手抖、面色苍白、出冷汗等症状；严重的低血糖会影响大脑的功能，引起神志不清、抽搐、昏迷乃至死亡。长期反复发作的慢性低血糖还可损伤脑细胞，导致智能低下及痴呆症。也有少数患者（主要见于老年人）出现低血糖时没有任何感觉，临床称之为“无症状性低血糖”。需要警惕的是夜间低血糖，由于是处在睡眠状态，低血糖很难被发现，因而也更加危险。糖尿病患者睡眠中因噩梦而惊醒，同时伴心慌、出汗，或者清晨醒来感头昏无力、内衣被褥潮湿，往往提示夜间曾有过低血糖发作。

3. 低血糖的诊断

诊断低血糖不能全凭症状，关键要看血糖。对于非糖尿病患者或正常人而言，低血糖的诊断标准是静脉血浆葡萄糖＜2.8毫摩尔/升（50毫克/分升），而对于糖尿病患者，只要血糖＜3.9毫摩尔/升（70毫

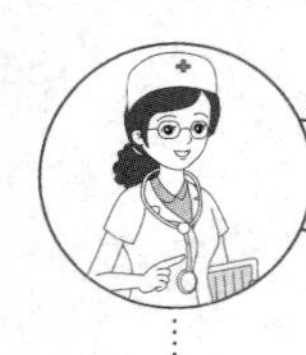

克/分升）就可以诊断为低血糖。

4. 低血糖的治疗

一旦确诊为低血糖，应当迅速积极处理。对于轻度低血糖，可给患者喝糖水或吃些糖果、巧克力或饼干。有些患者担心吃糖后血糖会升高，不敢吃，这是很危险的。因为低血糖得不到及时纠正，就有可能引起脑损伤，对于老年患者影响更大，后果更严重。对于严重的低血糖，需要给患者立即静推葡萄糖，必要时还可肌注胰高血糖素，如不具备治疗条件，应立即送往医院抢救。

需要注意的是，对服用长效降糖药物（如口服格列苯脲）的低血糖患者，应持续点滴葡萄糖，以达到持续纠正低血糖的目的。否则，有的患者会反复发生低血糖，这十分危险，严重者可以发生心肌梗死、植物人甚至死亡。

5. 低血糖的预防

首先要求患者及家属要严格遵守医嘱，不要擅自增加用药剂量；其次，吃饭要定时、定量，不得延迟或取消；第三，当运动量临时加大时，要及时加餐；第四，学会识别低血糖的征兆及自我血糖监测，以便及时发现低血糖。

别拿“餐后高血糖”不当回事

大多数糖尿病患者甚至包括部分医生在内往往对空腹血糖比较重视，对餐后血糖的意义了解不多，在糖尿病诊断或复查时通常只化验空

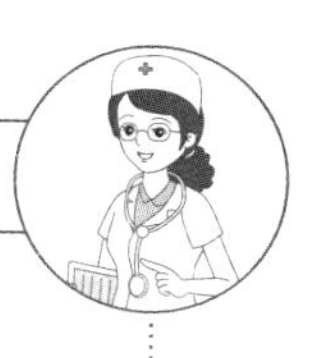

腹血糖，而不注重餐后血糖的检测。

1. 餐后高血糖是2型糖尿病的早期表现

张大爷是我的一位老糖尿病患者，这天他如约前来复查，陪他一同来的是他的儿子——张先生，给张大爷查完之后，我注意到张先生已中年发福，遂建议他也查查血糖，排除糖尿病。张先生连说不必，说单位前不久刚刚组织过职工体检，除了血脂有些高以外，血糖等其余指标都正常。“为慎重起见，最好再化验一下餐后2小时血糖。”我说。“化验不都是抽空腹血吗？难道餐后血糖与空腹血糖还有什么区别？”“是的。”我肯定地点点头。随后的化验结果显示：张先生餐后2小时血糖为13.6毫摩尔/升，糖尿病确诊无疑。张先生一脸茫然，感到不可理解。我告诉他，在糖尿病早期，胰岛β细胞分泌功能轻度受损，胰岛素的基础分泌尚能控制空腹状态下的血糖，故空腹血糖正常；进餐后由于血糖迅速升高，对胰岛素的需要量增加，此时由于胰岛储备功能下降，胰岛素分泌不足，故餐后血糖往往偏高。正常人餐后2小时血糖＜7.8毫摩尔/升；若餐后2小时血糖≥11.1毫摩尔/升可确诊为糖尿病；当患者空腹血糖正常，餐后2小时血糖在7.8～11.1毫摩尔/升之间称为糖耐量低减（IGT），此时机体处于由糖耐量正常向糖尿病发展的中间过渡阶段，如不加以重视，胰岛素抵抗及胰岛素分泌缺陷将进一步加重，促使患者由糖耐量低减（IGT）转化为2型糖尿病。在糖耐量低减人群中，每年有5%～10%的人发展为2型糖尿病。一般说来，糖尿病早期往往首先表现为餐后血糖升高，而后才出现空腹血糖升高，通过检查餐后血糖可使糖尿病的诊断提前3～5年，这就为早期治疗、防止糖尿病并发症的发生争取了宝贵的时间。而如果只查空腹血糖，则会使一些早期糖尿患者被漏掉。

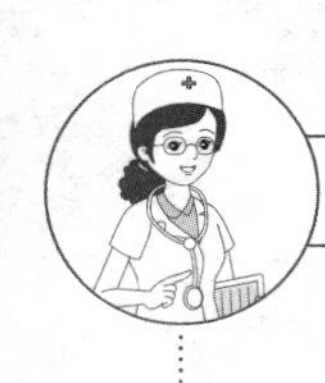

2. 餐后高血糖是慢性并发症的幕后凶手

三年前，李老师被查出有糖尿病，打那以后他一直坚持用药，其间多次化验空腹血糖均大致正常，偶尔查过 2 次餐后血糖结果都偏高，他自认为与吃得多有关，没引起太多重视。最近半年多来，他老觉着手脚麻木，看东西模糊，尿蛋白化验呈阳性，通过翻阅有关书籍，才知道这些都属于糖尿病的慢性并发症。他心想：我血糖控制得挺好，怎么还会出现并发症呢？我告诉他，糖尿病患者的血糖控制要求全天候，无论是空腹血糖还是餐后血糖均需控制良好，一天当中的大部分时间都处在餐后（指进餐后 4 ~ 6 小时）状态，餐后血糖对全天的平均血糖影响更大。国外的一项大规模糖尿病干预研究，对糖尿病心肌梗死的发病率和病死率与空腹血糖及餐后血糖的关系做了 11 年的随访调查，结果显示两者与餐后血糖密切相关，而与空腹血糖关系不大，充分说明餐后高血糖与心血管疾病的关系更加密切，餐后血糖比空腹血糖能更好地预测心血管事件的发生及死亡风险。因此，仅仅使空腹血糖控制满意远远不够，还要使餐后血糖保持在良好水平，这样才会减少并发症的发生。

3. 餐后血糖是衡量血糖控制水平及调整用药的重要依据

与空腹抽血化验不同，化验餐后血糖不影响早晨正常进餐及用药，不会因到医院抽血而延误早晨的治疗，导致血糖波动。餐后血糖能更准确地反映患者血糖控制的真实水平，是衡量患者进餐量及用药量是否合适的重要指标，也是药物调整的重要依据。

4. 如何对付餐后高血糖

控制餐后高血糖可采取以下几点措施：在控制总热量的基础上少食多餐；进餐时细嚼慢咽，延长进餐时间；多选择富含膳食纤维的食物；必要时可选择延缓消化吸收的降糖药物（如阿卡波糖），另外，快速、短效的促胰岛素分泌剂（如诺和龙）对控制餐后高血糖效果也很好。

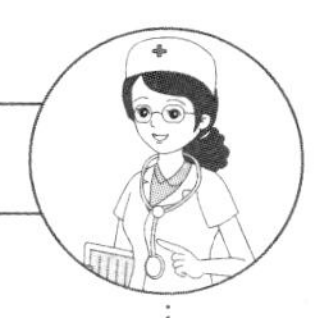

5. 血糖需要全天候控制

临床上，有些糖尿病患者虽然空腹血糖控制很好，但仍会出现各种慢性并发症，很大程度是因为餐后血糖高。餐后血糖的控制与空腹血糖的控制一样重要，不能厚此薄彼，无论是血糖监测还是血糖控制均应是全天候的，只有使血糖全天候地处于正常或接近正常水平，才算真正满意的血糖控制。理想的血糖控制水平是：空腹血糖≤ 6.0 毫摩尔 / 升，餐后 2 小时血糖≤ 8.0 毫摩尔 / 升，全日无低血糖发生。

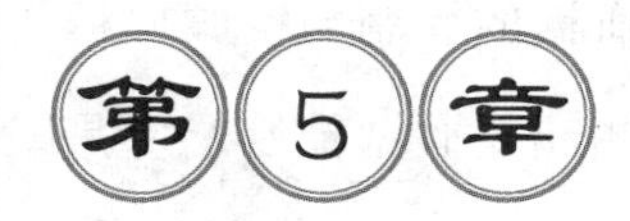

糖尿病患者应“会吃”“好动”

“享受美食”是人生的一大乐趣，大概没人会否认这一点。但是，作为糖尿病患者，在“吃”上显然不能像常人那样随心所欲，“如何吃”就成了摆在患者面前的一道难题。有的说糖尿病患者不能吃甜，水果一点不能碰；有的又说可以吃。有的说糖尿病患者只能吃蔬菜和粗粮，有的又说不用忌口。我们经常碰到两种情况：要么是不管不顾，贪吃不要命；要么是小心翼翼，啥都不敢吃。那么，糖尿病的饮食究竟有哪些讲究？糖尿病患者究竟能不能吃“甜”？如何设计美味食谱？又有哪些简便、有效的食疗方法？怎样才能既满足食欲，又有益于健康？

请看下文……

◎“食品交换份”帮您设计美味食谱

◎“血糖指数”让您吃得心中有数

◎糖尿病患者应如何科学安排饮食

◎糖尿病患者可用哪些甜味剂

“食品交换份”帮您设计美味食谱

1.“食品交换份”的概念

食品交换份是糖尿病患者饮食治疗的一个重要概念，凡能产生90千卡热量的食物称为一个交换份。营养学家将常见食品按照来源、性质划分为四大组八小类，同类食品其蛋白质、脂肪、糖类的比例大致相同。每一交换份均含有90千卡的热量，因此，属于同一类的不同食品可以按照食品交换份相互交换，这样，糖尿病患者就可以比较自由地选择不同的食物。学会食品交换份法，可以让您在与家人团聚的餐桌上，品尝不同佳肴，为节日的喜庆增添一份兴致。

各类食物的交换份见下表2。

表2 各类食物的交换份

组别	类别	每份重量	每份热量
谷物组	谷薯类	25克（1/2两）	90千卡
菜果类	蔬菜类	500克（1斤）	90千卡
	水果类	200克（4两）	90千卡
肉蛋类	大豆类	25克（1/2两）	90千卡
	奶制品	150克（3两）	90千卡
	肉蛋类	50克（1两）	90千卡
油脂组	坚果类	15克（1/3两）	90千卡
	油脂类	10克（1汤匙）	90千卡

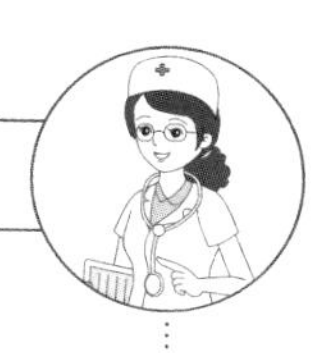

2. 如何用时品交换份法设计食谱

第一步，先算出您的标准体重：标准体重（千克）= 身高（厘米）—105。

第二步，算出您每日所需的总热量：每日所需的总热量 = 每日每千克体重所需热量（千卡）（根据您的劳动强度从表 3 中查出）× 标准体重（千克）。如果您是办公室内的工作人员或从事家务劳动，就应该属于轻体力劳动者。

表 3 不同劳动强度所需每日热量

轻体力劳动者	每日每千克体重需 25 ~ 30 千卡
中体力劳动者	每日每千克体重需 30 ~ 35 千卡
重体力劳动者	每日每千克体重需 35 ~ 40 千卡
肥胖者	每日每千克体重需热量在以上计算的基础上减少 5 千卡
消瘦者	每日每千克体重需热量在以上计算的基础上增加 5 千卡

第三步，算出您每日所需的食物交换份份数：所需交换份数 = 总热量 ÷90 千卡。

第四步，根据总热量及自己习惯和嗜好选择食物：如果您每日吃 5 两粮食(每半两粮食计 1 个交换份)，应从总交换份数中减去 10 个交换份；您每日应喝 1 袋牛奶（计 1.5 个交换份），吃 1 个鸡蛋（计 1 个交换份），再从总交换份数中再减去 2.5 个交换份；您还可以吃 1 个交换份的水果。副食交换份数 = 您每日所需的总交换份数 - 主食交换份数 - 牛奶交换份数 - 鸡蛋交换数 - 水果交换份数。

第五步，将食物安排至各餐次中，制定平衡膳食。副食的三餐分配：

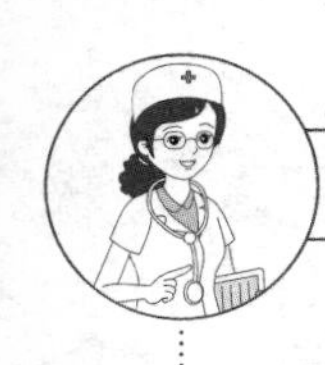

早餐选择 0 ~ 0.5 个副食交换份，午餐选择副食交换份的 50%，晚餐选择副食交换份的 45% ~ 50%。

3. 食物交换原则

（1）谷薯类内部可随意交换。

（2）水果含糖量高，因此不能与蔬菜交换。血糖控制好的患者，可用 1 份水果与主食交换。

（3）肉、蛋、鱼、禽、豆制品可以交换。

（4）硬果含脂肪高，可少量食用，但要减少烹调油的摄入。

“血糖指数”让您吃得心中有数

在指导糖尿病患者饮食治疗的过程中，人们注意到：进食热量相等的不同食物对餐后血糖的影响不完全相同，为了表明不同食物对血糖影响的差异，营养学家引入了“血糖生成指数”（以下简称“血糖指数”）的概念，这是继“食品交换份”之后糖尿病营养治疗的又一重要概念，是对 “食物等值交换”理论的丰富和补充。将“血糖指数”与“食物交换份法”结合在一起，将使糖尿病饮食治疗更加科学。

1. “血糖指数”的概念

食物血糖指数，英文简称为 GI，是一个衡量各种食物对血糖可能产生多大影响的指标。具体测量方法是：吃一定量的某种食品，测量进食后几个小时的血糖水平，计算血糖曲线下面积，与同时测定的葡萄糖耐量曲线下面积进行比较，所得的比值即为血糖指数。通俗地讲，就是

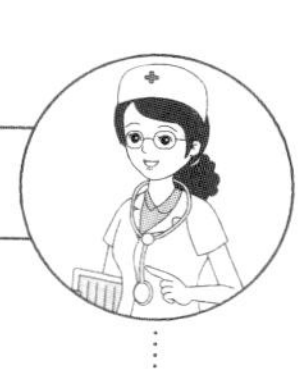

比较吃含同样数量糖类的食物对血糖有何不同影响。

2. 影响血糖指数的若干因素

“血糖指数”主要与食物的种类有关，膳食纤维含量高的食物血糖指数较低。此外，食物加工的粗细以及烹饪方法对“血糖指数”也有影响，例如，淀粉颗粒越大，血糖指数越低；同样以大米为原料，饭比粥血糖指数低。营养学家还发现，许多谷薯类食物尽管GI很高，但与蔬菜等富含膳食纤维的食物，或者与鱼、乳等含高优质蛋白质而脂肪含量偏低的食物合理搭配，GI可以大大降低。例如，大米饭GI值为88，而米饭加蒜苗（膳食纤维2.2克）GI值为57.9；馒头GI值为88.1，馒头加酱牛肉（含蛋白质51克）GI值为49.4。这些都说明膳食纤维和蛋白质对食物中GI影响很大，因此，饮食要注意合理搭配，这对降低血糖指数十分重要。研究发现，膳食纤维的主要成分是半纤维素和纤维素，可以延缓对糖类的吸收，从而抑制餐后血糖的升高。一定量的蛋白质与糖类一起食用，可促进胰岛素分泌，使血糖水平降低。

3. GI值可以指导食物选择

“血糖指数”概念的引入，使我们能够了解到不同食物对血糖的影响程度。根据GI，可将食物分为高、中、低三大类，＞70%为高，55%～70%为中，＜55%为低。一般说来，进食GI越高的食物，餐后血糖升高的越快；相反，进食GI低的食物，餐后血糖升高慢而且幅度较小。中外营养学专家通过大量分析研究认为，GI低于55的为适合糖尿病患者的健康饮食，GI超过70的食物不仅不适于糖尿病患者和糖耐量异常者食用，也不适用于希望享受健康饮食的人群。有了“血糖指数”作为参考，糖尿病患者在选择食物时就不再盲目和无所适从了。研究表明，长期食入低GI食物，可明显改善糖尿病患者餐后高血糖状态，减少血糖波动，并可降低血脂，延缓糖尿病慢性并发症的发生。引入GI

概念以后，可使糖尿病患者对食物的选择面更宽，能够更加大胆地选用水果、豆制品和富含膳食纤维的食物，既可满足食欲，又有利于血糖控制。

注意：有些甜点虽没有很高的GI值，却不宜多吃，主要不是因为糖，而是脂肪。脂肪是糖尿病患者的头号公敌，过量食用会带来许多不利影响。常见食物及混合食物的血糖指数见表4和表5。

表4 常见食物的血糖指数（GI，%）

谷薯类	大米饭88，糯米饭87，小麦面条81.6，荞麦面条59.3，通心面45，精粉面包100，全麦粉面包69，牛肉面88.6，黑麦粒50，大麦粒（煮）25，甜玉米（煮）55，混合谷物面包45，燕麦55，油条74.9，二合面窝头64.9，烙饼79.6，黑米42.3，白小麦面馒头88.1，小麦饼干70，米饼82，达能牛奶香脆39.1，达能闲趣饼干47.1
奶豆根茎类	大豆18，五香蚕豆16.9，扁豆18.5，冻豆腐22.3，魔芋17，藕粉32.6，四季豆27，青刀豆39，绿豆27.2，煮土豆65，土豆泥70，土豆粉条13.6，油炸土豆片60.3，牛奶27，酸乳酪36，低脂奶粉11.9
水果类	苹果汁41，橘子汁57，猕猴桃52，芒果55，西瓜72，樱桃22，鲜桃28，苹果36，葡萄43，菠萝66，梨36

以上数值系将葡萄糖或精粉面包的GI值算成100%，55%～70%即为中GI食物，＜55%算为低GI食物。GI值越低对餐后血糖的影响越小。

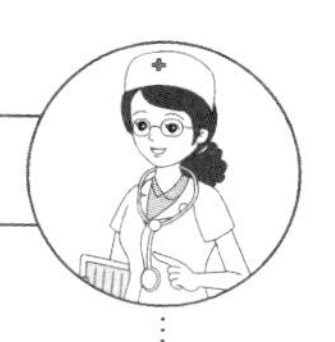

表5 混合食物的血糖生成指数（%）

米饭类	米饭＋鱼 37.0，米饭＋猪肉 73.3，米饭＋芹菜十猪肉 57.1，米饭＋蒜苗 57.9，米饭＋蒜苗＋鸡蛋 67.1
馒头类	馒头＋芹菜炒鸡蛋 48.6，馒头＋酱牛肉 49.4，馒头＋黄油 68.0
其他	猪肉炖粉条 16.7，饺子（三鲜）28.0，饼＋鸡蛋炒木耳 52.2，牛肉面 88.6

糖尿病患者应如何科学安排饮食

饮食治疗是糖尿病治疗的基础，不管是哪种类型的糖尿病，也不论患者病情轻重，都需要控制。饮食病情较轻者，单纯通过饮食治疗血糖即可得到明显改善，甚至不需用药即可维持正常。饮食治疗除有益于血糖控制以外，还有助于减肥、降低血压及血脂。如果不控制饮食，再好的药物疗效也会大打折扣。

如何科学安排饮食，是所有糖尿病患者必须面对的现实问题。不少糖尿病患者这不敢吃，那也忌口，严重偏食；或者把饮食控制简单理解为“少吃粮食、不吃甜食”，事实并非如此。

糖尿病患者的膳食原则应该是在限制总热量的前提下保持营养均衡。首先，根据患者的标准体重、体型和劳动强度，确定其每日所需的总热量；其次，根据膳食平衡原则，合理安排各种营养素的比例，糖类

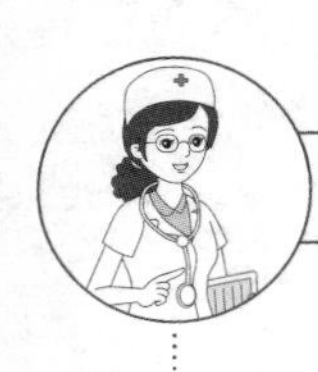

占总热量的 50% ~ 60%，脂肪占总热量的 20% ~ 25%，蛋白质占总热量的 15% ~ 20%。1 克糖或蛋白质产生 4 千卡热能，1 克脂肪产生 9 千卡热能，由此可以计算出三大营养物质的克数。具体方法如下：①计算标准体重 = 身高（厘米）-105。实际体重超过标准体重 20% 为肥胖，低于 20% 为消瘦。②计算每日所需总热量 = 标准体重 ×30（注：肥胖者 ×25，消瘦者 ×35）。③每日所需三大营养物质的量：糖类（克）=（总热量 ×60%）÷4；蛋白质（克）=（总热量 ×15%）÷4 或每千克标准体重 1 克（肾病除外）；脂肪（克）=（总热量 ×25%）÷9。举例：45 岁，身高 1.65 米，体重 63 千克，轻体力活动。该患者标准体重为 165-105=60 千克，每日所需总热能为 60×30=1800（千卡），糖类为 270 克，蛋白质 60 克，脂肪 45 克。谷类（各种米、面）含糖类约 80%，含蛋白质 8%，50 克瘦肉可提供蛋白质 10 克，1 个鸡蛋（鸭蛋）含蛋白质 6 克左右，牛奶含蛋白质 3%，折算到具体食谱中该患者可每日进食谷类主食 300 克（6 两），肉 2 两，牛奶 250 克，鸡蛋 1 个，素油 20 克（2 小匙），青菜 1 ~ 2 斤或更多，按 1/5、2/5、2/5 或 1/3、1/3、1/3 分配到三餐中去，这样即可满足一天的热量需求及三大营养物质的比例。

每天的食物种类应包括谷类、果蔬、肉类及豆类或奶类。一般主食可以相对固定，除重体力劳动者外，每日男性摄取 300 ~ 350 克，女性摄取 200 ~ 250 克主食为宜。副食中肉、蛋、乳类可以相互交换，50 克肉（或鱼、虾）= 1 个蛋 =125 克牛奶，每天变换花样及口味的主要是这一类食品。在总（热）量控制、膳食平衡的前提下，根据个人的饮食习惯灵活安排食谱，菜以清淡为好，采取蒸、煮、炖、烩、凉拌等烹饪方式，少用油炸、油煎的方法。简单说就是：主食限量、少吃多餐、远荤近素、戒烟忌酒、甜食不吃、水果少吃。

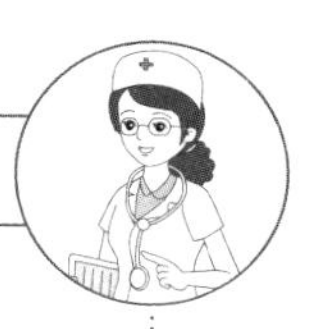

有些患者担心多吃粮食（主要含糖类）会使血糖升高，因此，主食吃得很少，整日忍饥挨饿，这种做法常常造成出现低血糖、酮症等急性并发症，长此以往，还可造成贫血、营养不良、机体免疫力下降，对控制血糖也极为不利。

还有些患者认为，少吃主食，热量不足就靠多吃副食（如肉、蛋及花生米、核桃仁等坚果）来补充，由于这些副食主要含的是脂肪和蛋白质，而蛋白质和脂肪在体内也可以转化为血糖，尤其是脂肪，产热量是糖类的两倍还多，这类东西吃多了，不仅患者易发胖，还可引起高血脂，加速动脉硬化，使心脑血管疾病的发生机会大增。

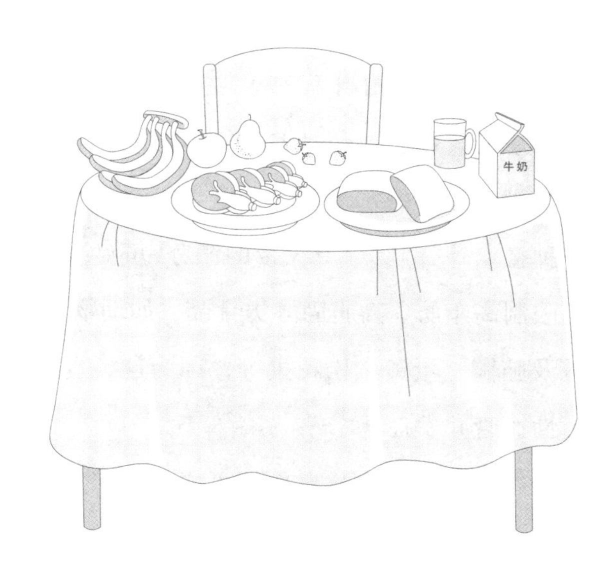

南瓜含热量相对较低，可作为糖尿病患者的副食品，但吃 500 克南瓜应减去 50 克主食。社会上流传“吃南瓜降血糖，多吃可治糖尿病”的说法是错误的。

市售的“无糖”食品，一般是指这些食品中没有加进蔗糖，而是加入甜味剂（阿斯巴甜、甜叶菊苷、木糖醇等）制成的。这些“无糖”食品本身就是粮食做的，同样会产生热量，吃多了同样会升高血糖，因此，

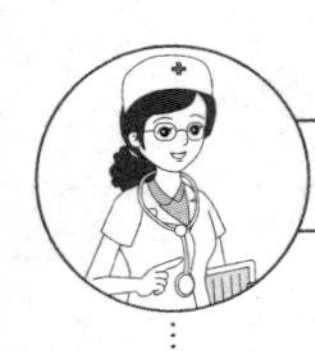

不能认为无糖食品就可以无限制地食用。

糖尿病患者虽不能像常人一样随意吃水果，但也绝不是一点不能吃。在病情稳定、血糖控制良好的情况下，可适当吃点含糖量低的水果（如西瓜、苹果、梨、橘子、草莓等），但必须要限量，每天吃1份即可，西瓜500克、葡萄200克、中等大小苹果、梨、桃1个各为1份，相当于25克主食提供的含糖量。吃水果也应计算在总热量内，例如吃200克左右的橘子或苹果就需要相应减少25克主食，并且不要和饭同时吃，而是作为两餐之间的加餐或是在睡前，这样安排比较恰当。

酒类含热量较高，尽量不饮或少饮。如需饮用，应选择乙醇度数低的酒类，饮用时要计算热量，相应减少主食，12°啤酒200毫升、干红100毫升、白酒20～30毫升相当于25克主食产生的热量。

糖尿病患者禁忌的食物主要包括各种简单糖或由其加工的食品，如葡萄糖、白糖、红糖、冰糖、水果糖、蜂蜜、蜜饯、水果罐头、各种果汁以及糖制的各种糕点等，因其含有大量的糖分，可显著升高血糖。此外，糖尿病患者还应限制高脂肪、高胆固醇类食品，如动物油、黄油、奶油、肥肉、动物内脏及脑髓、蛋黄、松花蛋等，因为这类食物容易加重脂代谢紊乱，导致慢性血管并发症。

血糖指数是一个衡量各种食物对血糖可能产生多大影响的指标，它的高低与各种食物的消化、吸收和代谢情况有关。消化、吸收得快，代谢得慢的食物血糖指数就高。例如，燕麦、莜麦、玉米面等富含膳食纤维的粗粮就比糯米、大米、白面的血糖指数要低，所以，糖尿病患者的主食可多选用粗粮，如全麦面包、麦片，一方面可增加饱腹感，另外对延缓餐后血糖升高也有好处，当然，细粮也不是绝对不能吃，只要热量不超标就行。患者最好少食多餐，每天多吃几顿饭，每顿少吃一点，这样有利于减缓餐后血糖升高。

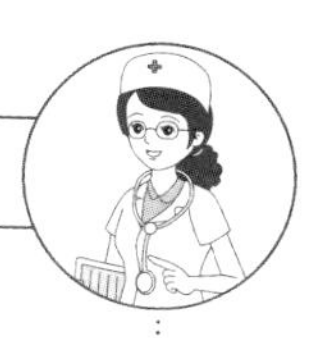

糖尿病患者可用哪些甜味剂

有些糖尿病患者很爱吃甜食，如果不让他们吃甜，就意味着失去很大的生活乐趣，长此以往患者也很难坚持。为此，营养学家门陆续开发了一些甜味剂，使糖尿病患者既能享受吃甜的乐趣，又能免避免因吃糖而导致血糖升高。甜味剂是口感甜、热量低、对血糖无明显影响的非糖物质。食用甜味剂不仅不会引起血糖波动，而且不增加食用者热量的摄入，所以无体重增加、脂代谢紊乱、龋齿加重之虞，因此不仅适用于糖尿病患者，而且适合于肥胖者以及所有中年以上的人。糖尿病患者可用的甜味剂包括以下几类。

1. 木糖醇

本品味甜而吸收率低，在体内的代谢过程不需要胰岛素的参与，吃木糖醇后血糖上升速度远低于食用葡萄糖后引起的血糖升高。但木糖醇在肠道内吸收率不到20%，所以吃多了可能引起腹泻。

2. 甜叶菊苷

是从天然植物中提取的甜味剂，甜度比蔗糖高300倍，甜度高，热量低，食用后不增加热量的摄入，不会引起血糖的波动。

3. 阿斯巴甜

商品名叫纽特糖，属于蛋白糖，是由苯丙氨酸和天门冬氨酸缩合而成的物质，是一种新型的甜味剂，甜度比蔗糖高150倍，其热量与蔗糖

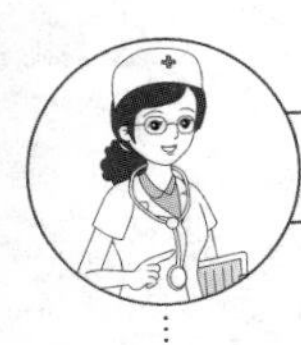

相同，但由于甜度很高，按正常使用量产生的热量可以忽略，对血糖和热量的影响不大。由于它是一种肽类，遇热后可分解为氨基酸，并失去甜味，所以烹饪时应在最后（如出锅时）再添加。食物需要加热时不易用这种甜味剂。

4. 舒卡糖

也是一种新型甜味剂，比蔗糖甜 600 倍，它是糖在代谢过程中添加了氯以后形成的，在体内不被消化，性质非常稳定，因此可用于烘烤。

5. 糖精

是一种较老的甜味剂，但不属于糖类，甜度是蔗糖的 500 倍，但多食会产生苦味，而且有害于健康。婴儿、孕妇食品中应禁止使用糖精。

6. 果糖

是一种营养性甜味剂，比蔗糖略甜，主要存在于水果和蜂蜜中。进入血液以后，能一定程度地刺激胰岛素的分泌，而且果糖在代谢的开始阶段不需要胰岛素的参与，加上果糖的甜度较高，少量食用既可满足口感，又不至于对血糖影响太大。但进食过多，还是会影响血糖。

7. 乳糖

多见于奶制品当中，与蔗糖含有相同的热能，应用时要注意它的热量。

糖尿病患者应如何看待无糖食品

时下，各种无糖饼干、无糖麦片、无糖奶粉、无糖饮料甚至无糖冰

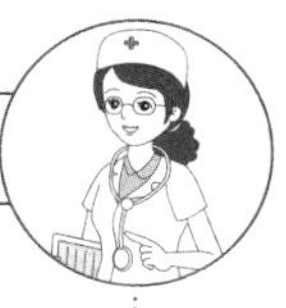

激凌已逐渐走入人们的视线，“无糖食品”的出现让糖尿病病友在购买食品时有了更多的选择。并且，出于对自我保健的考虑，越来越多的健康人群也逐渐加入到“无糖食品”的消费行列中来。但同时，一系列的疑问也随之出现：“无糖食品”中到底有没有糖？糖尿病患者能否不加限制地食用？

从医学角度讲，“无糖食品”这种叫法并不科学。一提到糖，人们就会想到葡萄糖、蔗糖。而医学上所指的糖与我们印象中的糖有很大的差别。医学上的糖俗称“碳水化合物”，它是单糖、双糖以及多糖的总称。葡萄糖、果糖属于单糖，蔗糖、乳糖、麦芽糖属于双糖，而我们平常所吃的米、面中的淀粉则是多糖。

无论哪种糖，只有在肠道中被分解、转化为单糖后，才能被肠道吸收、利用。在各类糖中，人体对单糖的吸收速度最快，蔗糖次之，而淀粉则需要多次分解才能被人体吸收，速度较慢。糖尿病患者应避免食用单糖、双糖，以防止进餐后血糖激增。

市场上的“无糖食品”多数是不加蔗糖而已，或是用木糖醇等甜味剂替代蔗糖。比如市场上常见的“无糖糕点”，虽然没有加入蔗糖，并且富含膳食性纤维或某些微量元素，但它本身也是用粮食做的，其主要成分——淀粉经消化分解后都会变成大量的葡萄糖，与我们日常生活吃馒头、米饭所吸收的糖分、热量没有区别，所以，“无糖食品”并不可以无限量地吃。有些糖尿病患者由于不加节制地食用“无糖食品”，出现了血糖上升、病情反复的情况，主要是由于对“无糖食品”不了解造成的。还有所谓的“降糖奶粉”，其实就是在无糖奶粉中加入一定量的有机铬，这对于体内铬缺乏的糖尿病患者或许有一定的辅助治疗作用。据科学家研究，缺铬主要见于病情控制不好的糖尿病患者，由于多尿导致体内铬排出增多，糖尿病患者经过治疗，尿量恢复正常，体内铬也随

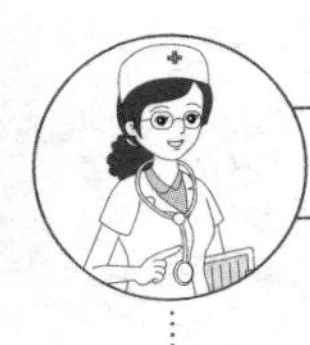

之恢复正常，也就是说并不需要特意补铬。另外，铬是一种重金属元素，多了对人体反而有害。

那么，糖尿病病友又该如何选择和享用“无糖食品”呢?

第一，要选购正规大中型企业或糖尿病企业的产品，以确保“无糖食品”的质量。

第二，糖尿病病友在选购“无糖食品”时，不仅要看其是否标注“无糖食品”的字样，还要看一看其配料表，看该产品添加了何种甜味剂（如木糖醇、麦芽糖醇、甜菊糖等）。对于标注“无蔗糖”字样的食品更应注意，不能盲目食用，因其中可能含有葡萄糖等其他糖类。

第三，即使是“无糖食品”，也不能无限量地食用。对糖尿病患者而言，无论是选择“无糖食品”，还是别的保健食品，食用时，同样要将其热量计算在每天应该摄入的总热量当中。最好在餐后进行血糖检测，看血糖是否有升高现象。如果血糖明显高于平时的水平，应立即停食。如果选择无糖饮料，最好事先做个测试，在血糖正常的情况下，于两餐之间血糖最低的时候饮用，并在饮用后 30 ~ 60 分钟测量血糖，验证确对血糖无影响后再继续饮用。

另外，“无糖食品”没有任何治疗功效，糖尿病患者千万不能用它替代降糖药。

总之，糖尿病患者应当认清“无糖”食品的原料还是面粉，只是用甜味剂代替了蔗糖而已，仅能起到改善口味、提高生活质量的作用，并不具备降糖效果，吃的时候应记入主食当中。切不可听信不负责任的宣传广告，认为“无糖”食品就可以放心无限制地食用，甚至靠吃这类保健食品来代替药品，这样做是完全错误的。

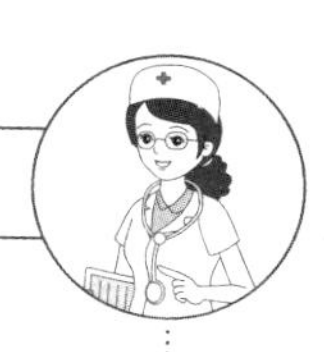

糖尿病患者能否饮酒

有人认为，喝酒可以减少饭量，有利于控制饮食，这是一种误解。也有人认为适量饮酒可起到活血化瘀、舒筋通络的作用，对改善糖尿病的血管病变有所帮助，这种看法可能有一定道理，但总的看来，乙醇对糖尿病患者是弊多利少。

酒的种类很多，但其主要成分是乙醇（酒精）。如鲜啤酒含3.1% ~ 3.5%乙醇，白葡萄酒含12%，红葡萄酒含14.4%，苹果酒含15%，加饭酒含18%，白兰地含40%，二锅头含量高达65%。不纯的劣质酒除了乙醇以外，还含有少量具有毒性的甲醇。长期大量饮酒对健康人毒害很大，对糖尿病患者危害就更大。

1. 乙醇在肠道不经分解迅速吸收，进入血液循环到达肝脏分解氧化成乙醛。乙醛在体内排出很缓慢，容易在体内蓄积，引起乙醇中毒症状如恶心、呕吐、头晕、头痛等等。

2. 空腹饮酒容易发生低血糖。乙醇可以抑制肝脏的糖原异生（指由脂肪等非糖物质转化为糖）与糖原分解（指作为能量储备的肝糖原分解为葡萄糖）反应，使血糖自动调节机制受损，从而导致严重的低血糖。糖尿病患者喝酒时一定要吃主食，切忌晚餐空腹大量饮酒，尤其是那些晚上注射中、长效胰岛素或是服用格列本脲的糖尿病患者，以免夜间发生严重低血糖。

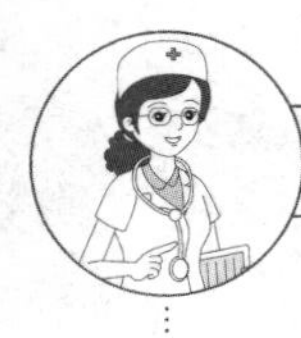

3. 酒能引发高脂血症，形成脂肪肝。饮酒可使患者血脂（主要是甘油三酯）进一步升高，加快肝脏中的脂肪合成和堆积，导致脂肪肝甚至肝硬化。另外，血脂升高，还能促进血管壁发生动脉硬化。

4. 糖尿病患者常伴有高尿酸血症，饮酒可使血尿酸进一步升高，容易诱发或加重痛风。

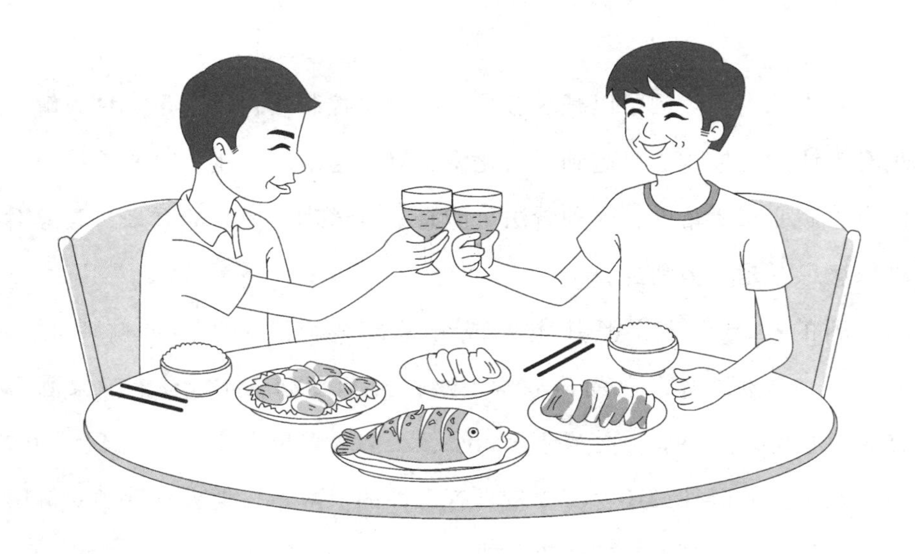

5. 乙醇能直接损坏胰腺，使原本受损的胰腺功能再遭重创，雪上加霜。

6. 糖尿病患者过量饮酒，可造成乙醇性酮症酸中毒，加上饮食无度（过饱或饥饿）、中断使用降糖药物或伴发感染等因素，也可加重糖尿病病情，严重的甚至危及生命。

饮酒的主要害处还在于打乱和干扰饮食控制计划，使血糖难以控制，此点应予以充分强调。由此可见，糖尿病患者饮酒危害多多，因此，绝不可放纵豪饮。

有下列情况之一者应当禁酒：①血糖控制差；②近期内经常发生低

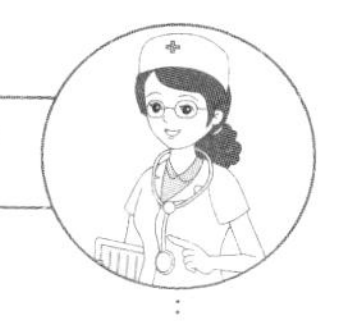

血糖；③有较严重的糖尿病急、慢性并发症；④伴有脂肪肝或肝功能损害；⑤高脂血症；⑥高尿酸血症。

从长远观点讲，糖尿病患者应最后彻底戒酒，但从现实情况讲，这样做存在一定难度，在身体条件允许的情况下可以少量饮酒。条件是：①血糖控制良好，空腹血糖在 7.8 毫摩尔 / 升（140 毫克 / 分升）以下；②无糖尿病严重并发症；③不合并其他严重疾病；④肝功能正常；⑤非肥胖者。饮酒量应控制在：啤酒 400 毫升，或葡萄酒 200 毫升，或 30° 烧酒 80 毫升，或威士忌酒 70 毫升。当然此量为每次最大允许量，实际饮酒量宜减半，每周饮酒不应超过 2 次。糖尿病患者宜选用含糖低且营养丰富的干红、干白类葡萄酒；啤酒虽然乙醇含量低，但总热量高，一瓶啤酒含热量约为 180 千卡，多饮可以导致血糖控制不良，而且，特别容易诱发痛风，因此，也不宜多饮；高度烈性白酒应当禁饮。

在适量饮酒的同时，要尽量使每日摄入的热量以及各种营养成分的比例保持相对恒定，要避免进食不足及过量。乙醇虽然是一种含热量的饮料，在理论上每克乙醇可以产生 7.1 千卡的热量，但这些热量在体内不能被充分有效地利用，更不能转化成糖原贮存。因此，在能量摄入的计算上，既不能不把乙醇纳入饮食控制计划，又不能将其所含热量全部计入，研究指出，乙醇在体内实际利用率约为 65%，考虑到不易贮藏，易于经皮肤散热，一般以 50% 计算为合适。酒的热量应在糖类的热量中扣除，如饮 280 毫升啤酒应减少主食 15 ~ 20g。

此外，还应提醒广大糖尿病友：正在服用降糖药或注射胰岛素的患者严禁在空腹状态下饮酒，以免诱发严重低血糖。酒后勿用镇静、安眠药，否则会加重药物作用引起安眠药中毒。饮酒前后应当监测血糖，一旦确认饮酒导致糖尿病病情控制不良甚至恶化者，要立即中断饮酒，并调整治疗方案。

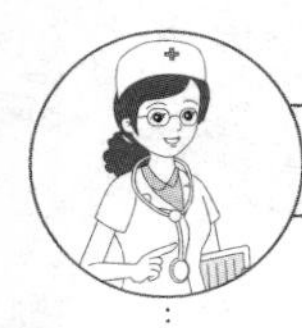

总之，糖尿病患者饮酒弊多利少，还会酿成意想不到的意外事故，诫劝病友为了自身的健康长寿，酒还是不喝为好。

糖尿病患者应如何正确看待保健品

近年来保健品市场发展迅猛，光是糖尿病患者的保健品就不下几百种，各种宣传广告铺天盖地，论起疗效似乎远在药物之上，但多是王婆卖瓜，自卖自夸。面对琳琅满目、种类繁多的保健品，许多患者感到无所适从，那么，应如何看待这个问题呢？

不可否认，有些保健品中所含的某些成分对糖尿病患者有益。例如膳食纤维可以延缓食物中糖的吸收，减轻餐后血糖升高；又如，有机铬或其他一些微量元素是糖代谢过程所必需的，如果体内缺乏就应该适当补充。这类保健品作为糖尿病的辅助治疗是合适的，但应根据个人的具体情况而选用，不缺乏就没必要补。

我国过去将口服保健品分为保健食品及保健药品两类。但因保健药品易与治疗药品相混淆，所以后来取消了保健药品，只有保健食品。因此，国家规定保健品在宣传上不准宣传治疗作用和疗效，以免误导患者。经批准的保健食品应该没有不良反应。随着我国人民生活水平的提高，适当应用保健品消除“亚健康状态”，提高生活质量，适应现代生活，这是社会发展的趋势，故保健品的市场是很大的。

如何区别保健食品与治疗药品呢？应该注意在广告或包装盒（瓶）上用小字注明的批准号。如果是治疗药品，应该有“药准字 XX 号”字样。如果是保健食品，则为“食健字 XX 号”字样。如果连这些批准号也没有，

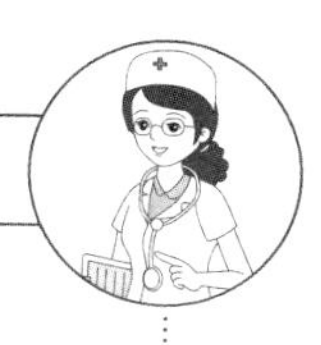

则很可能是假货。

应该明确的是，保健品不能代替治疗药品。血糖不太高、病情较轻的糖尿病患者，不必用治疗药物，只需控制饮食及适当运动，此时用些保健品可有助于血糖控制，但是血糖很高时必须用药治疗，可以加保健品作为辅助治疗。不可轻信某些虚假广告中宣传的“不打针、不吃药”。笔者最近接连遇到两例1型糖尿病患者，擅自用“口服植物胰岛素”（即苦瓜含片，一种保健食品）代替注射胰岛素，结果发生了酮症酸中毒昏迷，幸亏抢救及时才死里逃生。

糖尿病的治疗原则是使血糖尽量接近正常，而又不致发生低血糖。任何保健品如果降糖效果不确切或者达不到临床控制目标，都应换用正规的降糖药。

总之，对任何疾病而言，保健品只起一个辅助治疗作用，不能喧宾夺主。为了避免高血糖对身体的危害，在需要药物治疗时决不能以保健品来代替。

制作糖尿病饮食的八大秘诀

糖尿病患者需要控制饮食，在吃的方面不能随心所欲，但是，必要的热量和全面的营养对于糖尿病患者同样十分重要，如何既能让患者满足口福，又有利于病情控制，这里面有许多诀窍。

1. 选择脂肪含量较少的食物

鱼肉、去皮的鸡肉、兔肉等脂肪含量最低，瘦猪肉、脱脂牛奶、去黄禽蛋脂肪含量也较低；豆制品脂肪含量也不高。许多蔬菜、菌藻类食

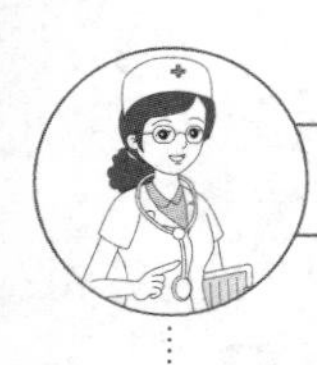

物如白菜、萝卜、黄瓜、海带、蘑菇等均是低脂食物。动物内脏（如牛杂、鸡杂、猪杂等）、蛋黄等含胆固醇较高，应限制或不吃。吃西餐时，可用无脂肪的沙拉酱替代脂肪含量极高的黄油。

2. 选择高纤维食物

如各种青菜、水果、海带、紫菜、豆类、粗杂粮及全谷类食物（如玉米面饼、全麦面包）。

3. 食物的保存和加工

为减少营养素的丢失，买回来的蔬菜应存放在干燥、通风、避光的地方，绿叶蔬菜保存时间不超过2天，水果不超过1周，尽量做到吃多少就买多少；米和蔬菜不要长时间浸泡，淘米时少用手搓，冲洗2遍即可；做菜先洗后切，不要切得太小，现切现烹调，切好的肉菜勿放置过久。

4. 烹饪前对食物的预处理

预处理的方法，如剔除附在禽畜肉上的脂肪，或将瘦肉放入沸水锅中煮一段时间，将肉中的不可见脂肪溶解出来，经过去脂后的瘦肉可直接拌入调料食用（热拌），肉汤凉后放入冰箱中冷冻，等浮油凝结后再将油去除，去油之后的肉汤可用来做汤菜或面汤；又如烧茄子，若能将茄子切好后上笼屉蒸几分钟再烧，不仅省油而且味道更好。

5. 改变烹饪方法

糖尿病患者的饮食量受到控制，因而，保证有限的食物中的营养

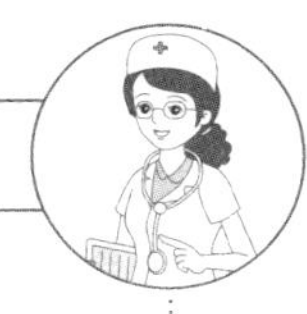

素不被破坏就非常重要了。所以，不仅要多吃营养丰富的蔬菜，还要在烹饪方法上多加注意，尽量保存食物中原有的营养素，用蒸、汆、炖、拌等少油或无油的烹饪方法制作菜肴，也可采用急火快炒，尽量少加水，这样可减少水溶性维生素和无机盐的损失，用淀粉勾芡也是减少水分和维生素的丢失的好办法，而且不会使蛋白质和维生素因高温而被破坏。煎、炸温度高，蛋白质因高温而严重变性，而维生素几乎全部丧失，故不宜采用煎、炸方法。另外，要缩短烹饪时间，烹饪时间越长，营养损失越多。

6. 清淡为主，少盐低糖

烹饪不要用富含饱和脂肪酸的动物油，而要用植物油；糖尿病患者要少吃盐，特别是同时合并高血压者，每天吃盐最好不要超过5克，为限制钠摄入过量，盐和酱油要少放；糖尿病患者不是绝对不能吃糖，在烤饼点或做菜时加入少许糖作调味之用也是允许的，关键是限量。

7. 增加配料

多数菜肴的营养素含量不光取决于主料营养素，还要考虑辅料的营养素。荤素搭配使营养更趋全面，并且还符合人体酸碱平衡的需要。例如“青椒炒肉”就比光“炒肉”营养均衡。此外，这些配料还有助于降低肉制品的“血糖生成指数”，有利于糖尿病患者控制血糖。适当加入酱油、醋、花椒、大料、葱、姜、蒜等调料不光能改善菜肴的口味，而且也能补充一些营养素。

8. 选用不粘锅系列炊具

许多菜肴在烹饪过程中，由于少油或无油而极易粘锅，使菜肴烧糊或影响菜肴的外观。如果采用不粘锅系列炊具，就完全可以在少油或无油的情况下，制作出满意的菜肴。

糖尿病患者如何吃主食

主食指的是富含淀粉的谷薯类食物，谷类如大米、小米、玉米、面粉等；薯类如红薯、土豆、山药、莲藕、芋头、胡萝卜等。主食的成分主要是糖类，经过肠道的消化吸收转化为葡萄糖，再通过血液运送到全身各个脏器，为人体生命活动提供能量。糖类是人体最重要的能量来源，人体每天所需的热量60%是由糖类提供的。

长期以来，吃多少主食一直让糖尿病患者颇费心思，吃得太少身上没劲，吃得多了又担心血糖升高。那么，糖尿病患者应该如何对待吃主食这个问题呢？

1. 主食不能不吃

许多糖尿病患者认为主食富含糖类，容易使血糖升高，所以尽量少吃甚至不吃主食，其实这是一种误解。主食摄入不足，缺乏热量来源，无法满足全身代谢所需，机体必然要动用脂肪和蛋白质来提供能量。脂肪分解会产生酮体，易导致“饥饿性酮症”；蛋白质分解会引起消瘦、乏力、抵抗力下降，诱发各种感染。此外，人在饥饿状态下容易发生低血糖，而低血糖后又会产生反跳性高血糖，从而造成血糖大幅波动而使病情失去控制。还有些患者，虽然主食吃得很少，作为弥补，肉蛋及油脂的摄入增加，最终不但使总热量明显超标，而且导致血脂升高。因此，糖尿病患者不能靠不吃主食来控制血糖，主食不仅要吃，而且不能吃得

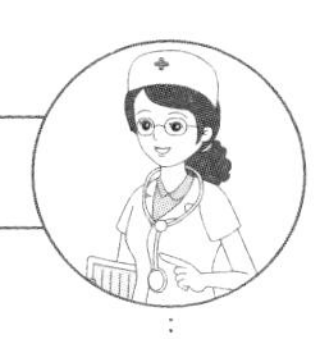

太少，每日主食不能少于150克这样一个最低限度。

2. 什么样的主食能吃

有些人认为糖尿病患者不能吃米饭、馒头，这种观点是错误的，我们平常吃的米饭和面食糖尿病患者同样可以吃。由于粗杂粮富含膳食纤维及维生素，有助于延缓餐后血糖升高，因此，糖尿病患者的主食最好是粗（粮）细（粮）搭配，不要光吃精白米面。另外，一些高脂高油的主食应尽量少吃或不吃，如油条、月饼、麻花、蛋糕、粽子、年糕等。

3. 主食应该吃多少

糖尿病患者每天摄入的总热量因人而异，应当根据身体胖瘦、劳动强度、血糖高低等具体情况而定。原则上讲，糖尿病患者的主食应占每天总热量的55% ~ 65%。总的原则是多动多吃，少动少吃，一般情况下每天200 ~ 300克（指食物的生重），特殊情况每天可到400克，其中，休息患者，每日200 ~ 250克；轻体力劳动者，每日250 ~ 300克；中等体力劳动者，每日300 ~ 350克；重体力劳动者，每日400克以上。

4. 主食应该怎么吃

对于轻型糖尿病患者，需保证一日三餐，早、中、晚按1/5、2/5、2/5分配热量；对血糖较高、病情不稳定的患者，提倡少量多餐，从正餐中匀出一小部分食物作为加餐用，每天5 ~ 6餐，其好处是既可防止餐后高血糖，又可避免下餐前低血糖。

总之，糖尿病患者主食不仅要“吃”，而且还要“会吃”。一是“少量多餐”，这样有助于降低餐后血糖，减轻胰岛负担，保持血糖平稳；二是“粗细粮搭配”，因为粗杂粮富含膳食纤维，消化吸收慢，餐后血糖升幅低；三是“吃干不喝稀”，因为稀饭的升糖指数高，喝稀饭会使餐后血糖明显升高；四是“吃糖分高的根茎类蔬菜（如土豆、山药等）要相应减少主食”。

菜篮子里的“降糖药”

中国人讲究食疗，民间素有“药食同源，药补不如食补”之说，科学研究表明，蔬菜中的一些营养物质对糖尿病患者具有良好的调节血糖和健康保健作用，如果能合理地选择和食用，即可以补充营养，又可以减少用药，不失为一种简便易行的辅助治疗手段。不过需要提醒的是，多吃这些食物对控制和降低血糖虽有一定帮助，但仅作为降血糖的辅助治疗，并不能完全替代药物。下面就推荐几种有辅助降糖作用的蔬菜。

洋葱

性味辛温，甜润白嫩，是人们喜爱的蔬菜。洋葱不仅含有刺激胰岛素合成和分泌的物质，对糖尿病有辅助治疗作用，而且其所含的前列腺素 A 和硫氨基酸，有扩张血管、调节血脂、防止动脉硬化的作用。因此，对合并血脂异常及动脉硬化的糖尿病患者最为适宜。方法是用洋葱 100 克，开水泡后加酱油调食，每天 1 次。

苦瓜

性味苦寒，肉质柔嫩，富含维生素 C 等多种营养成分。药理研究发现，苦瓜中所含的苦瓜皂苷，有类似胰岛素样样的作用（故有植物胰岛素之称），降糖作用非常明显。此外，苦瓜还含有大量的纤维素，可以延缓小肠对糖的吸收而使血糖下降。糖尿病患者可用鲜苦瓜做菜，每餐 50 ~ 100 克，每日 2 ~ 3 次；也可将苦瓜剖开去瓤，切片煮水喝，每

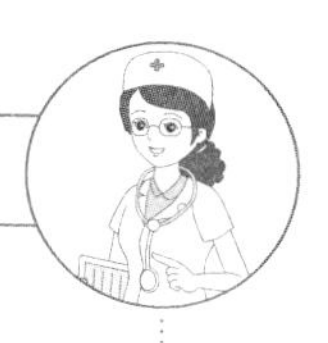

次1杯，每天2～3次，对控制血糖很有帮助。

空心菜

据测定，空心菜的各种营养成分含量比西红柿高出许多倍。如维生素A高6倍，维生素B_2高7倍，维生素C高2倍，蛋白质高4倍，钙高12倍。同时还含有胰岛素样成分，其丰富的纤维素和胰岛素样成分可治疗糖尿病。

南瓜

味甘性温，补中益气，含有丰富的果胶纤维，可以延缓小肠对糖类的吸收，从而降低餐后血糖。此外，它还富含铬、锌等多种微量元素，这些物质可以增强胰岛素的作用、改善糖代谢，有助于降低血糖。糖尿病患者每天煮食南瓜100克，对改善症状有良效。但要注意，南瓜的含糖量在蔬菜中算是比较高的，因此，吃南瓜并非多多益善，仍应在每日限定的总热量范围内适量食用。

黄瓜

性味甘凉，甘甜爽脆，具有除热止渴的作用。黄瓜含糖仅1.6%，是糖尿病患者常用的代食品，并可从中获得维生素C、胡萝卜素、纤维素和矿物质等，可改善糖代谢，降低血糖。

胡萝卜

健脾化滞、养肾壮阳，含胡萝卜素、维生素等多种成分，以及一种无定形黄色成分。人体摄入后，有明显的降血糖作用。

萝卜

含有钙、磷、铁、锰、维生素B族、维生素C等，有消积滞、化痰热、解毒、降糖、抗癌等效用，食用鲜萝卜降糖更显著。

蘑菇

含钙、磷、铁、锰、铜、锌、氟、碘等微量元素及多种氨基酸、维

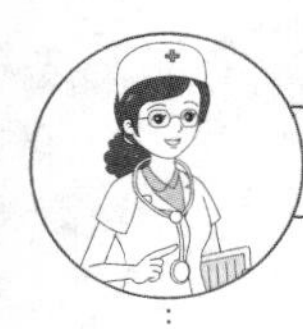

生素，有安神、降压、降糖、开胃消食、化痰理气、抗癌的功能，形体消瘦的糖尿病患者宜多食用。

芹菜

含有钙、磷、铁、胡萝卜素、维生素 C、维生素 A、维生素 B 等，有散瘀破结、消肿解毒、降压祛风等功能。

菠菜

性味甘寒，止渴润燥，是辅助治疗糖尿病口渴喜饮的最佳蔬菜。常用方法是用菠菜 60 克洗净，鸡内金 15 克，白木耳 20 克，加水适量，煮熟后吃菜饮汤，每天 2 次。

冬瓜

含钙、磷、铁、胡萝卜素和多种维生素等，可治水肿、脚气、糖尿病等。

银耳

性味甘平，具有滋阴调燥、生津养胃的作用。银耳营养丰富，热量较低，又含有丰富的食物纤维，糖尿病患者食之有延缓血糖上升的作用。近年来有研究证实，银耳中含有较多的银耳多糖，它可增强胰岛素的降糖活性，因此，糖尿病患者宜常食银耳。用法：银耳 15 ~ 20 克，炖烂后服食，每天 1 次。

柚子

柚子营养丰富，含有大量维生素 C、维生素 P 及钙、铁、磷等矿物质。其新鲜汁液中含有胰岛素样成分，是糖尿病患者的理想食品。

豌豆

含钙、磷、铁、胡萝卜素、维生素 B_1、维生素 B_2、维生素 C、烟酸等，可治疗糖尿病、高血压、产后缺乳等。

薏苡仁

又名薏米，性味甘淡微寒，是补肺健脾、利尿除湿的食药两用之品。

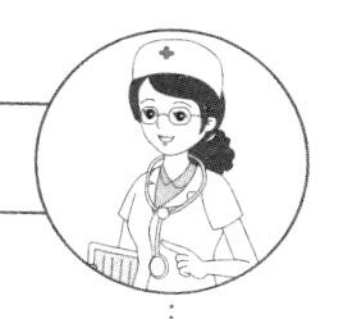

现代药理研究显示，“薏苡仁”兼有降血糖、降血压的作用，尤其适用于伴有高血压的肥胖2型糖尿病患者。用法：薏苡仁15～20克，粳米30克，共同煮粥服食，每天1次。

黄鳝

黄鳝含黄鳝素A和黄鳝素B，两者均有明显降低和调节血糖作用，日本营养学家正从黄鳝体内提取黄鳝素A、B，并以它为主要原料制成一种新的降血糖药——糖尿清，用于治疗糖尿病，疗效满意。

糖尿病患者能喝粥吗

与馒头米饭相比，稀粥更容易被机体消化吸收，并且粥熬得越烂，糊化程度越高，对餐后血糖升高越明显，这就是人们认为糖尿病患者不宜喝粥的理由。但是，糖尿病患者并非绝对不能喝粥，特别是对食欲较差、牙口不好的老年糖尿病患者，在血糖控制良好的情况下，适量喝一些粥还是可以的。

糖尿病患者最好用燕麦、麦片、玉米面等粗杂粮熬粥，因为这些食物富含膳食纤维及维生素，而膳食纤维具有减低血糖作用，对控制血糖有利。

1. 玉米须粥

玉米须15克，粳米50克。将玉米须洗净，加水两碗，煮20分钟，去渣取汁。粳米洗净，加入玉米须汁液中，煮成粥。可代早晚餐食用。适合各类糖尿病患者。

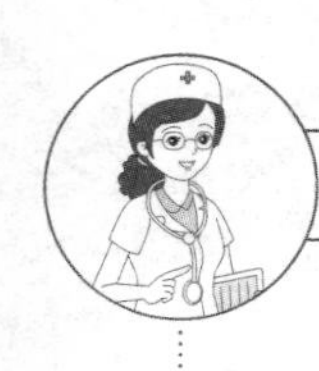

2. 葛根白米粥

葛根粉30克，大米100克。用白米煮粥，加入葛根粉，煮至米烂成粥即成。适合形体消瘦的糖尿病患者。

3. 芝麻黑豆粥

黑芝麻500克，黑豆1000克。将两者一起加工成粉。每次取黑芝麻黑豆粉共100克，加面粉50克，调和均匀后煮成粥。分成3顿，随餐食用。适合各类糖尿病患者。

4. 南瓜麦麸粥

青嫩南瓜250克，麦麸50克，粟米50克。南瓜洗净切小块，入锅加水煮至六成熟，加入洗净的粟米，煮沸后加麦麸。充分拌匀，熬煮至粟米熟烂即成。适合各类糖尿病患者。

5. 苦瓜粥

苦瓜150克，粳米50克。苦瓜洗净去蒂、去籽、切片。粳米淘净，入锅加水煮成粥，加入苦瓜片，用小火煮10分钟即成。早、晚2次分食。适合各类糖尿病患者。

糖尿病患者在熬粥时有以下几点注意事项。

（1）熬粥时添加粗杂粮。粗粮包括两类：一类是没有精加工的糙米、全麦等；另一类是各种杂粮，如玉米、小米、黑米、大麦、燕麦、荞麦及各种杂豆。熬粥时添加粗杂粮，不仅可增加膳食纤维，而且能明显降低升糖指数。

（2）粥不要熬得太烂。粥熬得越烂，糊化程度越高，升糖指数也就越高，血糖越难控制。

（3）喝粥前先吃点主食。空腹喝粥，易引起血糖波动。建议糖尿病患者喝粥除了先吃主食，还可以就着蔬菜、荤菜一起吃。食物种类丰富了，综合血糖指数就下降了。

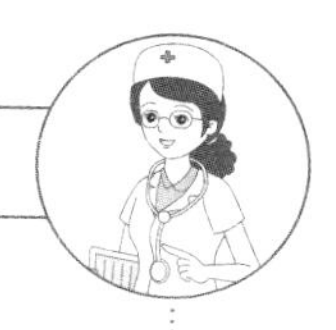

（4）拉长喝粥时间，使得血糖升高速度变缓。

（5）不在早餐喝粥。研究证明，凌晨2:00至中午12:00，血糖普遍偏高；到了中午和下午，人体血糖趋于平稳。因此，午餐或晚餐喝粥更好。

糖尿病友喝什么好

对糖尿病患者而言，吃喝无小事。那么，糖尿病友究竟该喝什么？不该喝什么呢？

1. 糖尿病患者适合喝什么

（1）白开水：糖尿病友的最佳饮料是白开水，每天水要喝足，饮水量达到1.5 ~ 2升。如果是合并痛风的糖尿病患者，每天的饮水量最好达到2升以上。当然，合并心力衰竭、水肿及肾功能不全的糖尿病患者除外。

（2）茶：茶叶中有咖啡因，可能会升高血糖。但也有观察发现，茶叶里的茶多酚可以降低血糖。换句话说，喝茶对血糖的影响，目前尚无定论。有的糖尿病患者喝茶后血糖下降，有的糖尿病患者喝茶后也可能血糖升高。

一般主张糖尿病患者喝淡茶，而且要注意监测血糖，如果喝茶不影响血糖控制，才可以放心喝。

特别提醒：现在市场上，有打着各种旗号的“降糖茶”，大多是不靠谱的，谨防上当受骗。

（3）咖啡：咖啡本身含有一定的热量，咖啡因可能还有升血糖作用，但和茶的情况一样，每个人的反应不同，适量喝点咖啡是可以的，但要

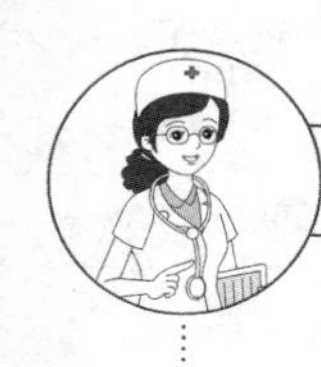

注意监测血糖，如果发现喝咖啡后血糖波动较大，就不要喝了。

特别提醒：糖尿病患者喝了咖啡，就要控制其他的热量。另外，注意不要喝那种加了很多糖和奶油的花式咖啡，最好选择黑咖啡，或者只加纯奶的咖啡品种。

（4）牛奶或豆浆：牛奶和豆浆的生糖指数较低，而且富含蛋白质、钙等各种营养成分，尤其适合于老年糖尿病患者，推荐患者每天喝1杯（约300毫升牛奶，最好选择低脂或者脱脂奶。如果不方便喝液体奶，也可以冲调奶粉，300毫升鲜奶换算成奶粉大概是37.5克，约两瓷勺的量。如果不习惯喝牛奶，也可以换成酸奶。

特别提醒：不管是买牛奶、酸奶还是奶粉，都要注意看营养成分表，选择添加糖少的。

2. 糖尿病患者不宜喝什么

（1）果汁：水果榨成果汁，损失了大量的膳食纤维，后者有助于降低餐后血糖。而且，通过粉碎压榨，水果里面的糖类从细胞内释放出来，使我们更容易消化吸收，血糖升得更快。此外，许多果汁里除外水果本身的糖，还可能额外添加了糖，因此，糖尿病患者尽量不要喝果汁。如果实在想喝，也要限量，喝的时候不要加糖，最好把榨汁后的果渣也一起吃下去。

（2）碳酸饮料：糖尿病患者需要限制总热量，而且每天的简单糖摄入量也需要限制，但碳酸饮料里面含的热量和糖都不少，我们用可乐来举例：一瓶500毫升的可乐，含糖量有大概50克，合200多千卡的热量，一瓶饮料下肚，相当于吃了一碗米饭。因此，糖尿病患者最好不要喝碳酸饮料。

（3）蜂蜜：蜂蜜的血糖生成指数为73，属于高血糖生成指数的食物，对血糖的影响跟米饭和馒头差不多。所以，糖尿病患者不宜喝蜂蜜，如

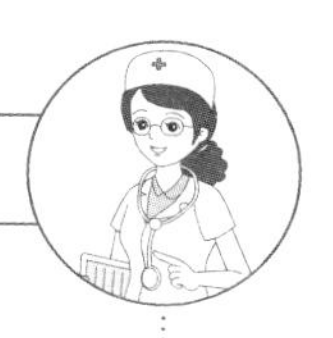

果一定要喝，一次不要喝太多，冲泡蜂蜜水也别泡太浓，而且要注意监测血糖，观察长期的血糖变化情况。

（4）酒：饮酒不利于血糖控制，并可使糖尿病患者的并发症风险增加，空腹饮酒还容易诱发低血糖，因此，糖尿病友最好戒酒。遇到特殊场合不得不喝，也要严格限量。每次饮酒不要超过1个乙醇单位（注：1个乙醇单位相当于450毫升啤酒、150毫升葡萄酒或50毫升低度白酒），每周喝酒不要超过2次。注意避免空腹饮酒，再就是要把乙醇所含的热量从食物当中扣除，即喝酒就要相应减少饭量。

糖尿病患者如何选择水果

炎热的夏天即将来临，许多糖尿病病友又将面临瓜果梨桃的诱惑了。由于水果口感鲜美，色、香、味俱全，还能补充大量的维生素、果胶和矿物质，是人们非常喜爱的食品之一。但是由于水果中含有的单糖（如葡萄糖、果糖）和双糖（如蔗糖）较多，食用后易被小肠吸收进入血液而升高血糖，因而长期以来被排除在糖尿病病友的食品之外，甚至到了“谈水果色变”的程度，多数病友都有“家人吃瓜我吃皮”的经历。究竟应怎样对待水果呢？可以肯定地说，糖尿病病友能够吃水果，不过应当掌握好吃水果的时机、时间、种类和数量四方面的知识，根据病情科学合理地选用。

首先是吃水果的“时机”。不是所有的糖尿病患者都能吃甜的水果，只有病情稳定，血糖控制良好的患者才可以吃。具体说是指空腹血糖能

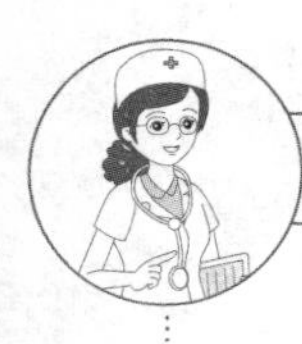

控制在 7.8 毫摩升（140 毫克 / 分升）以下，餐后 2 小时血糖控制在 10 毫摩尔 / 升（180 毫克 / 分升以下，糖化血红蛋白在 7.5% 以下），血糖稳定无明显波动，不常出现高血糖或低血糖的患者，可以按照自己的喜好有选择性地吃些水果。需要说明的是，当血糖控制并不理想时，应暂不吃水果，而将西红柿、黄瓜等蔬菜当水果吃，等病情平稳后再行选择。

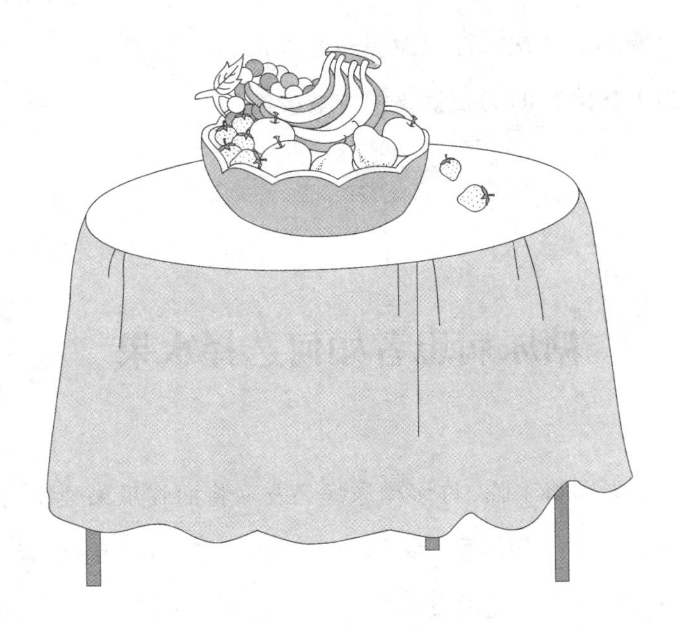

其次是选择水果的“种类”。糖尿病患者选择水果主要是根据水果中含糖量及淀粉的含量，以及各种不同水果的血糖指数而定。像西瓜、甜瓜、草莓、樱桃、苹果、梨、橘子、柚子、桃子、李子、杏、猕猴桃、菠萝含糖量较低（低于 10%），可以选用；而香蕉、荔枝、鲜枣、鲜山楂、甘蔗等则含糖量较高（10% ~ 20%），慎重选用；含糖量特别高（超过 20%）的新鲜水果，如柿子、鲜桂圆、莱阳梨、肥城桃、哈密瓜、玫瑰香葡萄、冬枣、黄桃等不宜食用。此外，各种果脯以及干枣、蜜枣、柿饼、葡萄干、杏干、桂圆等干果含糖量均在 50% 以上，应禁止食用。

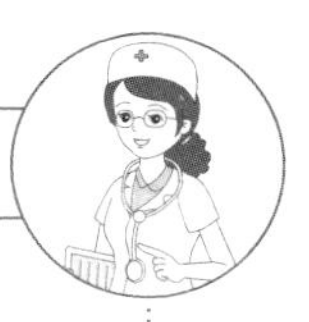

第三是吃水果的“时间”。吃水果的时间最好选在两餐之间，饥饿时或者体力活动之后，作为能量和营养素补充。通常可选在上午9:30左右，下午3:30左右，或者晚饭后1小时或睡前1小时。不提倡餐前或饭后立即吃水果，避免一次性摄入过多的糖类，致使餐后血糖过高，加重胰腺的负担。

第四是吃水果的“数量”。虽然不绝对禁食水果，但每天进食水果的量应当控制在一个食品交换份左右，尽量选择那些含糖量较低的水果，计算水果所含的热量，并减去相应热量的主食。例如，吃200克左右的苹果或是400克左右的西瓜就需要每日减少主食25克（半两）。

每个人的具体情况不同，各种水果对血糖的影响也不一样，最好由病友自己摸索规律。家中有血糖仪的患者如果在吃水果之前，以及吃水果后2小时测一下血糖或尿糖，对了解自己能否吃此种水果，吃得是否过量，是很有帮助的。总之，糖尿病患者只有掌握科学的饮食方法，才能在享受美味水果的同时，既提高了生活质量，又保证了血糖平稳。

糖尿病饮食误区大盘点

众所周知，饮食疗法是糖尿病的基本治疗措施之一。合理的饮食有助于控制血糖，减轻胰岛β细胞的负担，促进胰岛功能恢复，轻症患者往往通过饮食治疗就能有效地控制血糖，即便使用药物治疗，也需要配合饮食控制。换句话说，不论是哪一类型的糖尿病，也不管病情轻重如何，都必须坚持饮食治疗。但是，饮食治疗要讲究科学，我们经常遇

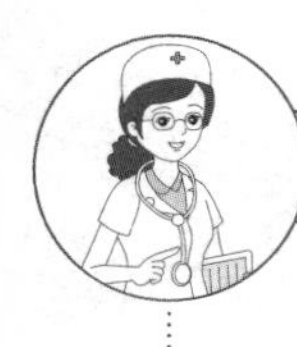

到一些患者在这方面存在许多认识误区。

1. 饮食疗法就是饥饿疗法

饮食疗法就是适当地限制总的热量摄入，同时保持糖类、蛋白质、脂肪等营养素的比例平衡。而决非忍饥挨饿或严重偏食。由于进食过少，营养不足，机体抵抗力下降，容易患各种感染；饥饿时蛋白质、脂肪大量分解，导致酮症酸中毒；另外，人在过度饥饿时，糖原分解及糖异生增加，会出现低血糖后反应性高血糖，导致血糖的波动，反而不利于血糖控制。

2. 主食少吃，副食不限

主食（米、面等）固然是血糖的主要来源，但副食（鸡、鸭、鱼、肉、蛋、各种坚果等等）所含的热量同样不可忽视。1 克糖类产 4 千卡热量；1 克蛋白质也产 4 千卡热量，而 1 克脂肪要产 9 千卡热量。副食中的蛋白质和脂肪进入人体后有相当一部分可以通过糖异生作用转变成葡萄糖，因此，副食吃得太多，也会升高血糖，而且，高脂肪饮食会导致肥胖，加速动脉硬化，导致心脑血管并发症。100 克坚果（如花生、瓜子、核桃、杏仁等）可产生相当于 200 克主食所产的热量。假如每天吃 20 粒花生米，那么，炒菜时就无须放油！因此，坚果类的零食不能随便吃。有些患者尽管主食吃得很少，但血糖总控制不好，就是因为副食吃得太多。

3. 粗粮含糖少，多吃也无妨

事实上，就糖类的含量而言，面粉、大米、小米及玉米等主食相差无几，大体在 75% ~ 80% 之间。但由于小米和玉米富含膳食纤维，可以减缓肠道对葡萄糖的吸收，因此，摄入同等量的粗粮和细粮，餐后血糖升高的程度有一定差异。如进食 100 克玉米，其 80% 的糖类转化成为血糖；而食用同量的面粉，则 90% 转变成血糖，即两者的“血糖生成指数”不同。此外，粗加工的面粉含糖量低（约 60%），其“血糖指

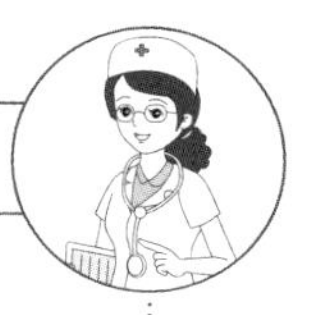

数”也低。目前，市场上的“糖尿病食品”很多是由这类面粉制成的。基于上述原因，血糖居高不下者，不妨用粗粮代替细粮。而通常情况下，尽量粗、细粮搭配。但无论粗粮、细粮，均应依糖尿病饮食处方而定，粗粮也不能多吃。

4. 水果含糖多，绝对不能吃

查出糖尿病之后，很多病友对水果“敬而远之，不敢问津”。其实有些水果（如苹果、柚子、草莓、樱桃等）含糖量比较低，少量食用对血糖影响不是太大，所以，糖尿病患者在血糖控制满意的情况下允许适量吃点水果。例如，可以每日吃 1 个苹果或梨，但要放在两餐之间血糖低的时候吃，同时将水果的热量计算在总热量之内，并从主食中扣除这部分热量。换言之，就是要少吃些主食。

5. 糖尿病患者绝对不能吃“甜”

这对喜欢吃甜的患者来讲，的确是一种莫大的痛苦。其实甜的东西不局限于蔗糖，还有许多天然的或人工合成的甜味剂可供选择，如甜叶菊苷、木糖醇、果糖、阿斯巴甜糖、糖精等等，热量不高，糖尿病均可适当选用。市场上出售的“无糖月饼”“无糖酸奶”多以木糖醇作为甜味剂，既可增加食品的甜度，又不增加食品的热量。不过这类食品还是以面粉为原料做成的，不可被“无糖”二字所迷惑而无限制地随意吃。

6. 吃干喝稀一个样

研究发现，用等量大米做成的干饭和稀饭对糖尿病患者的餐后血糖影响不同。煮烂的稀饭很容易被肠道消化吸收，胃排空时间比较短，升血糖的速度较快。相比之下，干饭消化、吸收及排空较慢，餐后血糖升高的速度也慢。糖尿病患者早餐后、午餐前的血糖处于一天当中较难控制的时段，如果能坚持早餐吃干饭，将有助于这段时间血糖的控制，进而有利于全天血糖的控制。所以，血糖控制不好的糖尿病友应改变喝稀

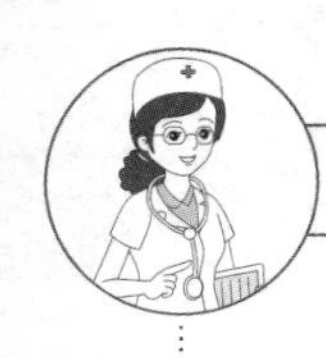

饭的习惯。

7. 豆制品多多益善

豆制品（豆汁、豆腐等）富含蛋白质，适量进食对健康有益。豆制品虽不含糖，但却可以转化为糖，只是转化速度较慢（大约需3个小时），进食过量也会导致血糖升高。对于合并糖尿病肾病的患者，如果蛋白质摄入过多，会造成体内含氮废物积聚，加重肾脏的负担，使肾功能进一步减退，因此需要适当限制豆制品，并以优质动物蛋白（如鱼、虾、禽、瘦肉等）为主。

8. 多吃降糖药可以多吃饭

饮食治疗是糖尿病治疗的基础，其目的是减轻胰岛 β 细胞的负担，以帮助其恢复功能。不控制饮食而想用多服降糖药来抵消，这种做法好比“鞭打病马”，是错误并且危险的。多食会增加胰岛 β 细胞的负担，加速胰岛功能的衰竭，使口服降糖药的疗效逐渐下降甚至于完全失效，最终即使用上胰岛素，血糖依旧控制不好，导致各种急、慢性并发症接踵而至。此外药物过量应用，会增加其对肝、肾的不良反应，严重的甚至可危及生命。因此，以为多吃药就可以多吃饭的想法并不可取。

9. 为了少排尿，故应少喝水

糖尿病常有口渴、喝水多的表现，患者们常有一种错误的观点，认为患糖尿病后应该控制喝水，这是大错特错的。喝水多是体内缺水的表现，是人体的一种保护性反应，患糖尿病后控制喝水不但不能治疗糖尿病，反而使糖尿病更加严重，可引起酮症酸中毒或高渗性昏迷，是非常危险的。喝水有利于体内代谢毒物的排泄；喝水有预防糖尿病酮症酸中毒的作用；酮症酸中毒时更应大量饮水；喝水可改善血液循环，对老年患者可预防脑血栓的发生；但在严重肾衰竭，尿少、水肿时，要适当控制饮水。故糖尿病患者只要没有心、肾疾患，就不要盲目限制饮水，每

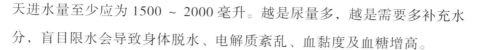

天进水量至少应为1500 ~ 2000毫升。越是尿量多，越是需要多补充水分，盲目限水会导致身体脱水、电解质紊乱、血黏度及血糖增高。

10. 苦瓜、南瓜能降糖，就应该多吃”

现在被“炒”得比较热的可以降糖的植物主要是苦瓜、番石榴、南瓜等。这些东西，真的能降糖吗？

苦瓜的提取物的确有一定的降糖作用。但是，有降糖作用并不代表可以作为降糖药。实际上，这些所谓天然植物提取物都远远达不到药物的要求。所以，苦瓜等作为辅助治疗是可以的，但想单靠它们来降糖是不可取的。

至于南瓜，因富含纤维素，与其他粮食相比，被人体吸收后血糖上升不快。进餐时，糖尿病患者可用南瓜代替部分米面等主食，可使餐后血糖不至于上升过快。但是南瓜本身也是一种血糖生成指数很高的食物，并不具备降糖功能，不要误认为它能降糖而大吃特吃。

11. 无糖食品不升糖，可以随意吃

市面上出售的“无糖食品”很受糖尿病患者青睐，常被儿女或亲朋好友当作礼品送给糖尿病患者。实际上，“无糖食品”不过是未加蔗糖的食品，也是用淀粉做的，吃多了同样会升高血糖，因此，也不能随意吃。

12. 只要是蔬菜，就可以多吃不限

以淀粉为主要成分的根茎类蔬菜应算在主食的量中。这些蔬菜主要有土豆、白薯、藕、山药、菱角、芋头、百合、荸荠等。

13. 患上糖尿病就再也不能享受美食了

许多糖尿病患者被戴上“糖尿病”的帽子后，首先被告知的就是需进行饮食控制。似乎糖尿病就意味着要过一种近似“苦行僧”的生活，“不能吃肉，不能多吃粮食，不能吃水果，不能……”其实科学的饮食就是控制总量，等量交换，糖尿病患者同样也可以吃的丰富多彩。

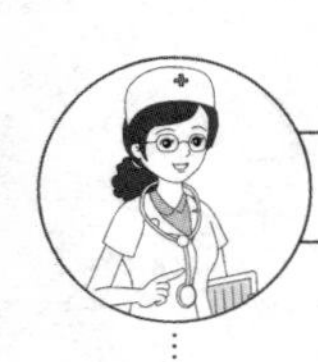

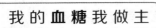

膳食纤维——易被糖尿病患者忽略的营养素

长期以来，营养学家通常把糖类、蛋白质、脂肪、维生素、矿物质和水作为膳食的六大营养素，而膳食纤维一直被视为没有什么营养价值的粗纤维，20 世纪 70 年代，科学家们调查发现：某些非洲国家的居民肠癌、糖尿病、胆石症、冠心病、肥胖的发病率远远低于欧美等发达国家的居民，后来才知道这是高纤维素膳食的功劳。进一步的研究还发现：膳食纤维除了具有抗癌作用以外，还有通便、降脂、降糖等多种预防保健功能，膳食纤维摄入的多少人体健康密切相关。至此，人们才真正意识到膳食纤维并不是废物，而是一种有用的营养成分，并正式将其列为继糖类、蛋白质、脂肪、水、矿物质和维生素之后的"第七大营养素"。经过近二十年的研究和发展，膳食纤维已经成为发达国家广泛流行的保健食品。

1. 什么是膳食纤维

所谓膳食纤维是指植物性食品当中既不能被肠道消化吸收、又不能产生热量的多糖物质。依据其在水中的溶解度不同，分为可溶性膳食纤维和不溶性膳食纤维两类，前者包括水果中的果胶、海藻中的藻胶、豆类中的豆胶以及从魔芋中提取的葡甘聚糖等；后者包括纤维素、木质素等，主要存在于谷物的表皮、水果的皮核和蔬菜的茎叶当中。

2. 膳食纤维有哪些保健作用

（1）降血糖：膳食纤维吸水性强，所吸附的水分可达其本身重量的5～10倍。膳食纤维吸水后膨胀为凝胶状，能增加食物的黏滞性，延缓食物中葡萄糖的吸收，同时增加饱腹感，可防止餐后血糖的急剧上升。同时，水溶性膳食纤维吸收水分以后，还能在小肠黏膜表面形成一层隔膜，阻碍和延缓了肠道对葡萄糖的吸收，从而降低血糖，并且不容易发生低血糖。另外，膳食纤维还可以增加外周组织对胰岛素的敏感性。所以，膳食纤维对糖尿病患者非常有益，补充膳食纤维，可以减少降糖药物的用量。

（2）降血脂：膳食纤维可与胆固醇、胆汁酸结合，减少肠道对胆固醇的吸收，促进胆汁的排泄，降低血脂及血黏度，防止或减缓动脉硬化，预防心脑血管病和胆石症的发生。

（3）减肥：膳食纤维本身不产能量，却可以增加食物的体积，进食后容易使人产生饱腹感，有利于减肥者有效地控制饮食。而且，膳食纤维可减少部分糖和脂质的吸收，使体内脂肪消耗增多。因此说，膳食纤维是一种天然、安全的、理想的减肥食品。

（4）通便、防痔、抗癌：膳食纤维能吸水膨胀，增加肠内容物的体积，使粪便软化，同时还能促进肠道的蠕动，缩短肠内容物通过肠道的时间，所以能起到防治便秘和痔疾的作用。便秘使粪便中有害物质作用于肠壁的时间延长，导致结肠癌的危险增加，膳食纤维能促进肠道蠕动，因而缩短了食物分解产生的某些毒素以及食物中的一些致癌物质在肠道的滞留时间，减少了肠道对毒物的吸收，因而具有防治结肠癌的功效。

3. 哪些食物富含膳食纤维

膳食纤维主要存在于谷、薯、豆类及蔬菜、水果等植物性食品中，谷物食品含膳食纤维最多，燕麦、荞麦含膳食纤维10%～11%，高粱米、玉米含膳食纤维7%～8%，全麦粉含6%、精粉含2%、糙米含1%、

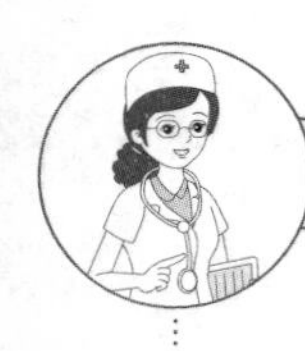

精米含 0.5%、蔬菜含 3%、水果含 2%，菌藻类中木耳、蘑菇、紫菜等膳食纤维含量高达 20% 以上；植物成熟度越高其纤维含量也就越多；谷类加工越精细则所含膳食纤维就越少；蔬菜边皮纤维含量高于中心；果皮的纤维含量高于果肉。

4. 膳食纤维摄入不足对健康有何影响

膳食纤维摄入量的减少导致原来在发达国家常见的“富贵病”（如肥胖症、糖尿病、高脂血症等）在我国的发病率日益上升，成为威胁我国人民健康的大敌。西方国家的饮食结构与中国不同，他们为了能提高膳食纤维的摄入量，提倡吃黑面包（全麦面包）。我们在改善生活水平的同时不应丢掉自己优良的饮食传统，应强调多吃谷类为主的主食，另外还建议增加豆类及豆制品的摄入量以及多吃水果和蔬菜，以预防上述慢性疾病的发生。

我国人民素来以谷薯类食物为主食，副食则以植物性食物如蔬菜、水果为主，兼食豆类、鱼、肉及乳制品，所以过去并无膳食纤维缺乏之虞。但随着我国人民生活的提高，吃的食物越来越精细，动物性食品摄入增加，谷物（尤其是粗粮）、薯类、豆类和蔬菜的摄入量降低。据统计，我国每人每日平均摄入的膳食纤维已由过去的 26 克下降至 17 克，因此，纤维摄入明显不足。

5. 每日膳食纤维摄入多少为宜

国内外标准不完全一致。世界卫生组织（WHO）建议成人每日总膳食纤维摄入量为 27 ~ 40 克，美国 FDA 推荐的成人总膳食纤维的摄入量为 20 ~ 35 克 / 天。中国营养学会提出的我国成人膳食纤维摄入量应为 25 ~ 35 克 / 天，这些总膳食纤维大约可以从 400 克谷类、450 克蔬菜、150 克水果、50 克豆制品中得到提供。在预防糖尿病的意见中，三个国际权威医学机构都提到了膳食纤维对糖尿病的益处。美国糖尿病

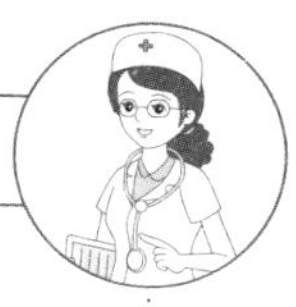

学会建议糖尿病患者每天摄取的膳食纤维总量应达40克，其中可溶性饮食纤维，成人每日至少要达到22克，最高可达32克；欧洲糖尿病研究会认为每天每1000卡热量膳食中应包括水溶性纤维25克。虽然我国还没有糖尿病患者膳食纤维摄入量的具体规定，但从上述三家权威机构推荐的数据不难看出，糖尿病患者应比健康成人摄入更多的膳食纤维。为此，提醒糖尿病患者应多吃富含膳食纤维的食物，饮食应注意不宜太精细化，主食不要太精细，不要天天吃大鱼大肉，油脂不要吃得太多，应该多吃新鲜蔬菜与水果（糖尿病患者吃水果要有所选择并适量），因为蔬菜、水果中含有较丰富的可溶性饮食纤维。

6. 膳食纤维摄入越多越好吗

膳食纤维的摄入也不是越多越好，过量摄入会带来一些不良反应，如腹泻、腹胀、腹痛，同时，摄入过多的膳食纤维还会影响维生素和微量元素（如钙、铁、锌等）的吸收，较少见的不良反应是在肠道内形成纤维粪石引起肠梗阻，这种情况需要手术治疗。患有急慢性肠炎、伤寒、痢疾、结肠憩室炎、肠道肿瘤、消化道出血、肠道手术前后、肠道狭窄、食管静脉曲张等疾病的人应控制膳食纤维的摄入量。此外，若突然在短期内由低纤维膳食转变为高纤维膳食，可能导致一系列消化道不耐受反应，如胃肠胀气、腹泻、腹痛等。因此，应注意循序渐进地补充膳食纤维，并在增加的同时大量饮水。

怎样才能知道我们每天摄入的膳食纤维是否足够呢？简单的方法是观察大便。如果排便有规律，每天一至两次，量适中，大便成形而且粪便沉于水下，就说明进食量合适；如果粪便干结，量少（不足100克），说明缺乏膳食纤维；如果大便松散，浮于水面，伴有腹部胀气，排气较多，则说明纤维量偏多了。

随着生活水平的提高，人们的饮食日趋精细，导致富贵病（糖尿病、心血管病、肥胖、结肠癌等）越来越普遍。人类社会已进入21世纪，人们的健康意识逐渐增强，对食品的要求除了营养丰富、味道好以外，还希望所吃的食品对自身健康有促进作用，而膳食纤维正以其突出的保健功能而越来越受到人们的青睐，尤其对糖尿病患者，更是不可缺少的保健食品。专家们一致认为：纤维食品将是21世纪的主导食品之一。

浅谈糖尿病的运动治疗

生命在于运动。运动对于糖尿病患者尤其重要，甚至是必不可少的手段之一。合理运动有助于降低血糖，减轻体重，改善胰岛素抵抗，增强体质、改善病情。

1. 不是所有患者都适合运动

凡是有心功能不全、心绞痛、心肌梗死、严重高血压、严重呼吸功能障碍、哮喘、尿毒症、糖尿病视网膜病变并眼底出血、视网膜脱离、糖尿病酮症、糖尿病足、近期频繁发作低血糖者均不适合运动。

2. 糖尿病患者应如何运动

首先，运动前要做好充分准备。

①运动前应到医院做一次全面的检查，包括血糖、糖化血红蛋白、血压、心电图、眼底、肾功能、心功能和神经系统检查，以判断是否适合运动？哪种运动更适合？运动量多大最合适？运动中应该注意什么等。

②选择合脚的运动鞋和棉袜，特别注意鞋的密闭性和通气性，既不

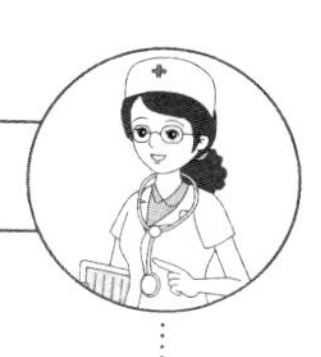

能进去沙、石子之类的东西，又能保证通气。

③运动时带上少量饼干、糖果备用，最好结伴运动或者身上携带卡片说明自己是糖尿病患者、住址、紧急联系电话等。

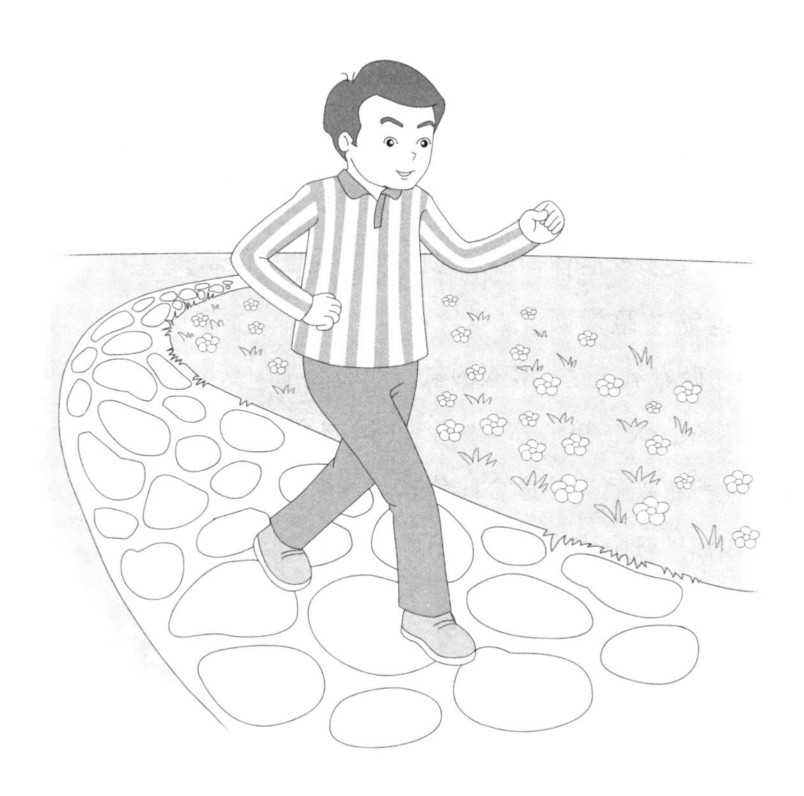

④要察看进行运动的场地，地面要平整，如果是在马路上进行，要避免车流拥挤的道路，运动时最好有其他人一起在运动，让他们知道你是一位糖尿病患者，如果出现意外情况如何处理。

其次，运动要循序渐进、持之以恒，运动时要遵守“热身—运动—放松”三部曲。

①运动前热身：在你正式运动前先作 15 分钟左右的热身运动，这样可以使肌肉先活动起来，避免运动时肌肉拉伤。例如，在跑步或快走前先缓缓地伸腰、踢腿，然后慢走 10 分钟左右，再逐渐加快步伐，一

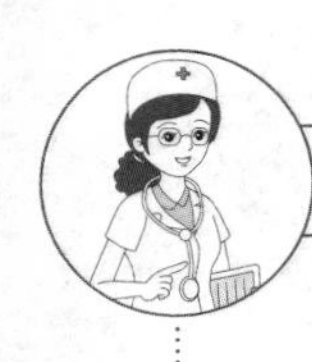

直到心率达到要求频率。

②运动过程：运动可选择在早餐、晚餐后1小时左右进行。运动方式因人而异，可选择快步走、慢跑、跳舞、做体骑自行车、游泳等。运动时心率达到“170－年龄”为宜，如年龄为60岁，则心率在110次/分钟为宜。运动时间掌握在20～30分钟。

③恢复过程：运动即将结束时，最好再做10分钟左右的恢复运动，而不要突然停止。例如，当你慢跑20分钟后，再逐渐改为快走、慢走，渐渐放慢步伐，然后伸伸腰、压压腿，再坐下休息。

3. 运动注意事项

（1）做有氧运动（吸入的氧气能够满足运动时身体氧化的需要），运动量不宜过大，以心率=170－年龄为宜。但有心脏病、呼吸系统疾病或其他严重疾病者不适合此公式，这类患者要量力而行，以不出现心慌、心绞痛、呼吸困难、全身不适为标准。

（2）做全身性运动，如散步、慢跑、做操、打太极拳、太极剑、跳舞、扭秧歌，使全身得到锻炼。家务劳动常是以局部运动为主，不能代替全身运动。

（3）预防足部损伤，穿有弹性、底稍厚、鞋帮不软不硬的鞋，如运动鞋。要经常检查鞋中是否有异物，及时清理以防受到伤害。

（4）不要空腹运动，防止低血糖，最好三餐后都要运动，至少于早餐后、晚餐后运动。

（5）足部或其他部位受到小伤要及时处理或到医院治疗，不要觉得“没啥了不起”，否则很容易酿成大祸，导致严重感染、坏疽甚至截肢。

（6）运动时携带血糖仪、血糖试纸、糖类食物、求助卡。以便及时测血糖、捕捉低血糖的瞬间，及时自救或寻求别人的帮助。

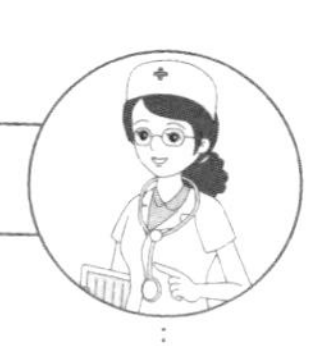

糖尿病患者运动不可忽视的若干细节

1. 开始锻炼前进行一次全身体检

检查项目包括：血压、肾功能、眼睛、足部、血、脂血糖、糖化血红蛋白、心脏、循环和神经系统。

2. 选择适合你的锻炼方式

糖尿病可以引起如眼睛、神经系统的病变，这些病变的类型和程度决定了你所应当采取的锻炼方式。例如：如果你的足部失去了感觉，那么游泳比散步更适合你；如果你视力不好，或者经常发生低血糖现象，那么室内锻炼或者找一个朋友陪伴将是你明智的选择。

3. 运动要循序渐进，强度适宜

目标定得太高，或者进行激烈的运动会使你感到气馁，甚至受到伤害。运动时应达到的适宜心率 =170- 年龄。当然这只是一个参考，在锻炼出现胸痛、呼吸短促或其他不适症状均应停止运动马上请教你的医生。所有的体育锻炼都应以运动后没有不适感为标准，进行自我调整。逐渐提高运动量，例如开始你每次步行 10 分钟，下一周，你就可以增加到 15 分钟或 20 分钟，同时你的饮食、药物也要进行适当的调整。

4. 正式运动前先要热身

预热可以选择一些低强度的运动如步行，使你的心脏和肌肉进入“工作状态”，之后就可以进行柔和的伸展运动，以使关节和肌肉变得有弹

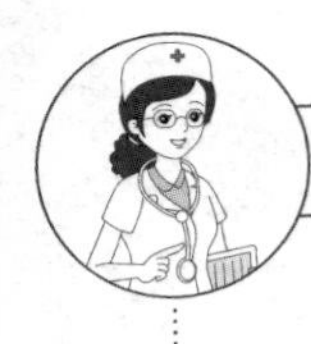

性。僵硬的关节和肌肉很容易受伤。

5. 结束运动时要逐渐放松

逐渐地减缓运动，直到你的呼吸变得正常为止，然后再进行一组伸展运动，运动后肌肉会更加容易伸展。

6. 能否进行负重锻炼取决于你的心肺功能

几乎所有的糖尿病患者都能够进行低强度的负重训练，你可以通过以较轻的哑铃负重训练计划来加强你的上肢力量。

7. 摄取足量的水

出汗就意味着体液的丢失，摄取足够的水以补充因出汗而丢失的体液是很重要的。白开水通常是最好的选择。如果你锻炼的时间比较长，你可以选择一些含有糖类的饮料，以补充你的热量。

8. 穿着合适

在温暖的天气里穿上厚重的衣服是没有任何好处的，出汗过多对于减肥没有什么帮助，丢失的仅仅是水分。实际上，这样做是不健康，只会让你的身体过热。在夏天，穿轻薄而且颜色较淡的衣服。但一定要擦防晒霜，戴上帽子。在冬天，要穿多层衣服，贴身的衣服最好是做工和质地比较好的聚丙烯、丝绸或轻薄的羊毛料子，这些料子可以帮助汗液从身体散发，并且能够防止皮肤发炎；外衣必须是透气性良好的，天冷的时候注意的手脚保暖。如果你骑脚踏车，请带上头盔和护具；如果你玩壁球，请戴好眼罩。避免在恶劣的天气里进行锻炼，同时也不要在空气不好的情况下进行锻炼，这同样不利于健康。

9. 注意你的双脚

在锻炼的时候穿上适合于运动的鞋，这就意味着打篮球的时候就得穿上篮球鞋，散步的时候穿上散步专用鞋，跑步的时候穿上跑步专用鞋等不一而足。当鞋穿旧了以后，要及时更换。要穿上干净合适的袜子。

锻炼完了以后，要及时检查你的双脚，如果发现水疱、红肿、局部发热等问题，请立即与你的医生联系。

10. 注意低血糖

运动会消耗葡萄糖，并可减轻胰岛素抵抗。如果你在使用胰岛素或者口服降糖药，在锻炼当中或锻炼后就可能出现低血糖。通过精心的计划，你的医生会对你的胰岛素用量进行适当地调整以避免低血糖的发生。

11. 在锻炼前应检查血糖

如果你在使用胰岛素或服用口服降糖药物，那么自我血糖监控是非常重要的，最好能在锻炼前 30 分钟能够检测一下血糖，如果血糖过低那么你就需要加餐。

12. 重视运动过程中的血糖监测

这一点在你开始进行一种新的运动方式的时候是非常重要的。这将有助于你把握这种运动方式对你的血糖有多大的影响。如果锻炼时间超过 1 个小时，那么你还需要进行再次检测，一般来说应当每隔 30 分钟进行一次检测，如果发现血糖过低，那么就需要马上停下来进行加餐。

13. 锻炼结束后也要进行检测

锻炼特别是长时间、高强度的锻炼，其降血糖的作用在你停止锻炼后还可以持续几个小时。原因是运动可以消耗存储在肌肉和肝脏中的糖原，当运动结束后，肝脏和肌肉还在继续从血液中摄取葡萄糖以补充被消耗掉的糖原，使血糖继续降低，这个过程通常要持续 24 个小时。所以在你的运动方式、运动量不同于平常时，严格血糖的检测有助于防止低血糖的发生。

14. 通过血糖检测了解运动对血糖的影响

锻炼可以加强胰岛素的作用，相同剂量的胰岛素在锻炼后可以使你的血糖降得更低。同时胰岛素在锻炼后起效更快。另一方面，如果你是

1 型糖尿病患者并且使用的胰岛素用量不足的话，那么过强的锻炼反而可以使你的血糖增高。高强度的锻炼使肝脏和肌肉当中的糖原不断分解成葡萄糖，但是由于机体缺乏胰岛素，血糖难以进入肌肉细胞发挥作用，所以葡萄糖就滞留在血液中，使血糖升高。这说明运动强度对于你的身体状况来说过大了。有一点需要注意的是如果血糖过高，那么就需要进行酮体的检测。总之，糖尿病患者需要通过精心地制定锻炼计划，以防止血糖过高或过低。

15. 进食量和胰岛素用量要根据运动强度而定

通常情况下应当在进食后 1 ~ 3 小时进行锻炼，食物可以防止血糖降得过低。不要在胰岛素作用的高峰和空腹时进行锻炼。如果活动量比平时大，那么就应当减少胰岛素的用量。

16. 向你的糖尿病医生讨教有关饮食控制和锻炼的技巧

通常锻炼可以降低你的血糖，这对身体而言也好也坏，取决于你在开始锻炼时的血糖水平。如果你锻炼前的血糖低于 5.6 毫摩尔 / 升（100 毫克 / 分升），就应当在锻炼前进食一些含有糖类的食品，同时身上带一些零食，这样可以防止锻炼过程中出现低血糖。

17. 做好应对低血糖的准备

随身带着果汁、糖果、葡萄干等能够快速补充糖分的食品。如果你在锻炼中觉察到低血糖反应的话，马上停下来，检测一下血糖，以便做出相应的处置。

18. 血糖过高或过低时均不宜锻炼

当你的血糖高于 16.7 毫摩尔 / 升（300 毫克 / 分升）时，在你的血糖降下来之前不要进行锻炼。低血糖时同样如此。

19. 知道在什么时候应当检测酮体

如果你患有 1 型糖尿病，在锻炼前发现你的血糖超过 13.9 毫摩尔 /

升（250毫克/分升）时，应立即进行酮体的检测。如果检测结果显示酮体很高，说明你的胰岛素用量严重不足，那么不要进行锻炼，锻炼只能使你产生更多的酮体。一定要在酮体消失或很低的情况下，再开始进行锻炼。

20. 有规律地变换你的锻炼计划

如果你在使用胰岛素或者口服降糖药的话，请你的医生为你量身定制一套适合你的锻炼计划。一旦你开始进行有规律的锻炼，你会发现胰岛素或降糖药物的用量比锻炼前会有所减少。同时还可以向医生请教在采用不同的锻炼方式时如何调整药物、饮食。

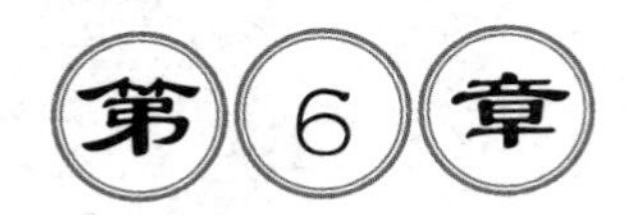

如何抗击糖尿病

孙子曰：知己知彼，百战不殆。用药如用兵，只有全面掌握病情，才能对症下药。降糖药物琳琅满目，如何选，怎么用，这其中大有学问，用对了，事半功倍；用不好，事倍功半。究竟有没有能够根治糖尿病的特效药？选“对的”还是选“贵的”？啥时候该用胰岛素？胰岛素有没有成瘾性？你想了解这些内容吗？

请看……

◎“拦截”糖尿病

◎糖尿病的规范治疗

◎分级治疗，科学选药

◎降糖药物的分类与用法

◎降糖药好不好，究竟看什么

◎降糖药物的应用误区

◎使用胰岛素，这些细节问题您不可不知

◎胰岛素注射有章可循

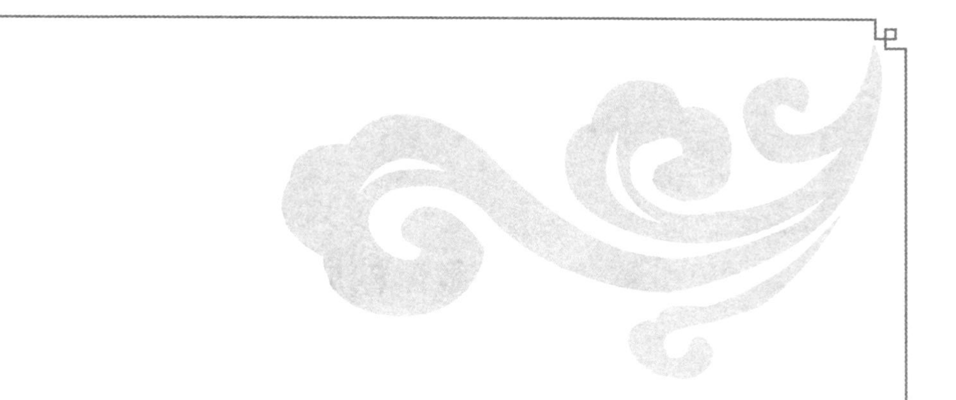

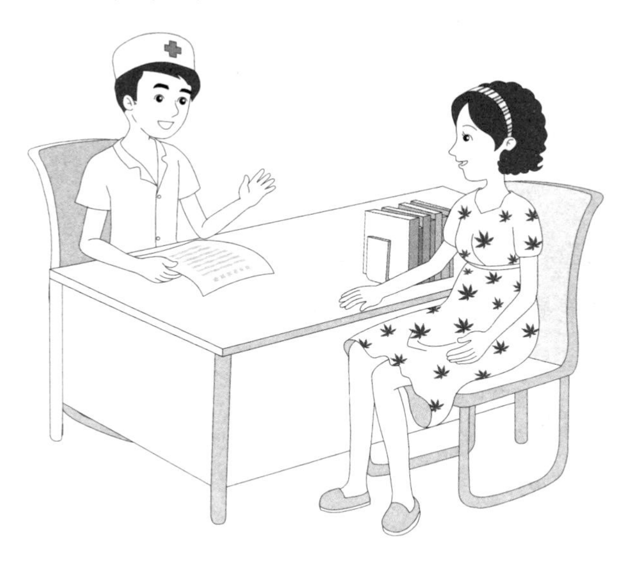

“拦截”糖尿病

“拦截”时机——糖尿病前期

正常人的空腹血糖（指静脉血浆血糖）< 6.1 毫摩尔 / 升，进餐后（或口服葡萄糖耐量试验）2 小时血糖< 7.8 毫摩尔 / 升。如果空腹血糖≥ 7.0 毫摩尔 / 升，或进餐后 2 小时血糖≥ 11.1 毫摩尔 / 升，就可确诊糖尿病。如果空腹血糖及（或）进餐后 2 小时血糖值介于正常人与糖尿病患者之间，称为“糖尿病前期”，属于一种中间过渡状态。

糖尿病前期可以分为三种类型：①空腹血糖处于糖尿病前期范围内，而餐后血糖正常，称为空腹血糖受损（简称 IFG）。②空腹血糖正常，而进餐后 2 小时血糖处于糖尿病前期范围内，称为糖耐量受损（简称 IGT）。③空腹血糖和进餐后 2 小时血糖均处于糖尿病前期范围内，称为“糖调节异常”（简称为，IFG+IGT）。

与糖尿病患者不同的是，糖尿病前期者通常没有典型的“三多一少”症状，也无糖尿病特有的眼、肾、神经等并发症。但多数患者已伴有血压增高、血脂异常及动脉粥样硬化性心血管疾病等。

大多数的糖尿病前期患者仅表现为进餐后血糖增高，即呈糖耐量受损状态，因此，如果单纯测定空腹血糖就容易使多数糖尿病前期患者漏诊。如果不积极干预，绝大多数糖尿病前期患者将进展为糖尿病。可见，人群中糖尿病前期者的症状大多表现隐匿，但他们是 2 型糖尿病的后备

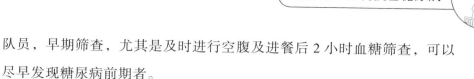

队员，早期筛查，尤其是及时进行空腹及进餐后 2 小时血糖筛查，可以尽早发现糖尿病前期者。

“拦截”手段——生活方式或药物干预

研究发现，进行生活方式或药物干预，可防止糖尿病前期向 2 型糖尿病转变。一些科学家对糖耐量受损（IGT）者进行 3 年左右持续的生活方式干预（如我国的大庆研究），可使他们患 2 型糖尿病的风险程度降低 60% 左右；如用药物干预，可使 IGT 者患 2 型糖尿病的风险程度降低 25% ~ 30%。这一系列研究结果给了我们一个重要启示：糖尿病的自然病程是可以改变的。若能在糖尿病前期阶段进行生活方式或药物的干预，可以延缓甚至终止糖尿病的发展。

近年来，我国人民生活方式的变化总的趋势是体力活动减少，摄入食物尤其是高热量食物的量增加，结果导致体内脂肪积聚、体重增加，这是我国糖尿病患病率增加的主要原因。因此，要减少糖尿病的发生，就必须抓住糖尿病前期这个契机，在糖尿病前期进行“拦截”，即对糖尿病前期者进行生活方式重塑。生活方式重塑主要包括调整日常饮食结构和加强体力活动两方面，概括起来要注意以下四点。

1. 超重或肥胖者要适当减少每日摄入食物总热量，使体重比原来降低 5% 或 5% 以上。如何才能达到这个目标以及达到这个目标所需的时间应视个人具体情况而定，应在医生的指导下制定方案。

2. 无论原来有无超重或肥胖，在糖尿病前期应该减少高热量食物（如油脂类食物等）的摄入，防止体内脂肪积聚过多。一般要求油脂类食物的热量占一日摄入食物总热量的比例应少于 30%，其中饱和脂肪酸（大多存在于动物脂肪内）应少于 10%。

3. 平时要多食富含纤维素的食品，如蔬菜、水果，粗粮、豆类等，每日摄入的纤维素含量至少为 20 克。

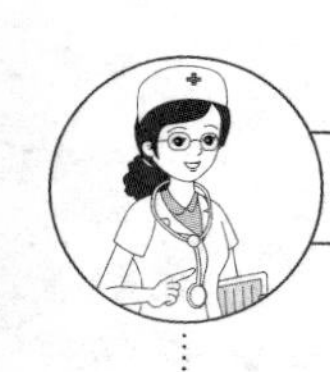

4.经常参加各项体力活动，积极进行体育锻炼。如平地骑车、慢跑、游泳、跳舞均可，若无条件可采取步行锻炼。最好每日保证30分钟，每周不少于150分钟。

一个人的生活方式不是一成不变的，可以在变动中加以重塑。糖尿病前期者的生活方式重塑成功与否关键在于以下几点：①对自己充满信心，认识到生活方式重塑可以阻断糖尿病的发展。②生活方式重塑的具体措施，必须进行有关的健康检查后由患者与医生共同讨论商定，方案必须适合个人和切实可行，在施行中还应根据情况变化不断修正。③生活方式的重塑要持之以恒，同时经常与主管医生取得联系。④定期去医院就诊，定期随访体重指数（BMI）、空腹血糖及餐后2小时血糖以及其他相关指标，如血压、血脂、心血管病等情况，并以此作为判断生活方式重塑的效果、修改方案的依据。

在糖尿病前期的干预中，生活方式重塑是首选方式，只有当其效果不够理想时，才考虑加用药物干预。目前证实，对糖尿病前期者能起有效干预作用的药物主要有 α-糖苷酶抑制剂（阿卡波糖）和二甲双胍。糖尿病前期者是否需要药物干预及选择何种药物均应由医生决定。

在糖尿病防治上，如果我们能对糖尿病前期者未雨绸缪，积极进行生活方式重塑，拦截其向糖尿病发展，那将具有十分重要的意义。

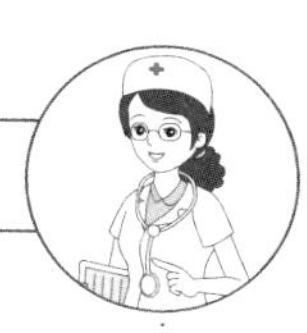

糖尿病的规范治疗

糖尿病是一种全身性慢性代谢性疾病，可以导致心、脑、眼、肾、足等全身多器官损害。其病因尚不十分清楚，目前还不能根治，需要终身治疗。需要说明的是：糖尿病患者经过治疗，“三多一少”症状消失，但这并不意味着糖尿病已经治愈，更不能以此作为停药的指征。事实上，一旦停止治疗，病情就会出现反复甚至进一步加重。

说到这里，糖尿病患者不仅要问，糖尿病难道真没法治了吗？事实并非如此，尽管目前糖尿病还不能被彻底治愈，但却是完全可以预防和控制的。只要把血糖及其他各项代谢指标控制良好，就可以不出现并发症，可以同健康人一样长寿，关键是要早期发现、规范治疗，力求全面达标，此外，没有捷径可走。

所谓规范治疗，主要包括以下几个方面的内容。

1. 早期治疗

前提是要早期发现，否则，早期治疗也就无从谈起，实践证明，通过积极有效的早期治疗，完全可以避免糖尿病并发症的发生。

2. 系统治疗

不仅要控制血糖，同时，还要控制血压、血脂、血黏度、肥胖、胰岛素抵抗等一切危险因素，并且务求治必达标，治不达标，形同未治。

3. 个体化治疗

由于每个患者病型、年龄、病程、胰岛功能、肝肾功能状况等具体情况各不相同，治疗方案需要因人而异，切忌人云亦云，东施效颦。

4. 终身治疗

糖尿病还不能根治，应坚持终生治疗，不能治治停停或随意中断。

5. 综合治疗

不能完全依赖药物，同时还要结合饮食控制、运动疗法、血糖监测和糖尿病教育，也即我们常说的控制糖尿病的“五驾马车”。饮食治疗是基础，不注意控制饮食，药物再好也白搭；运动锻炼可以控制体重、协助降糖；血糖监测是了解病情、指导用药所必需；糖尿病教育教会患者正确认识和对待糖尿病，少走弯路，做自己健康的主人。

中药在防治糖尿病并发症方面有一定优势，但降糖效果不理想，根治更谈不上。糖尿病友要面对现实，不要被“突破”“根治”之类的虚假广告所迷惑，更不能用道听途说的所谓“秘方”代替正规治疗，以免贻误病情。我们相信，随着科学的进步，糖尿病终究有一天会被攻克。

分级治疗，科学选药

众所周知，糖尿病是一种进行性发展的慢性、终身性疾病。临床上，根据病人的糖耐量状况、胰岛功能衰竭程度以及是否有并发症，将糖尿病划分为几个阶段，即糖尿病前期、糖尿病期及糖尿病晚期。

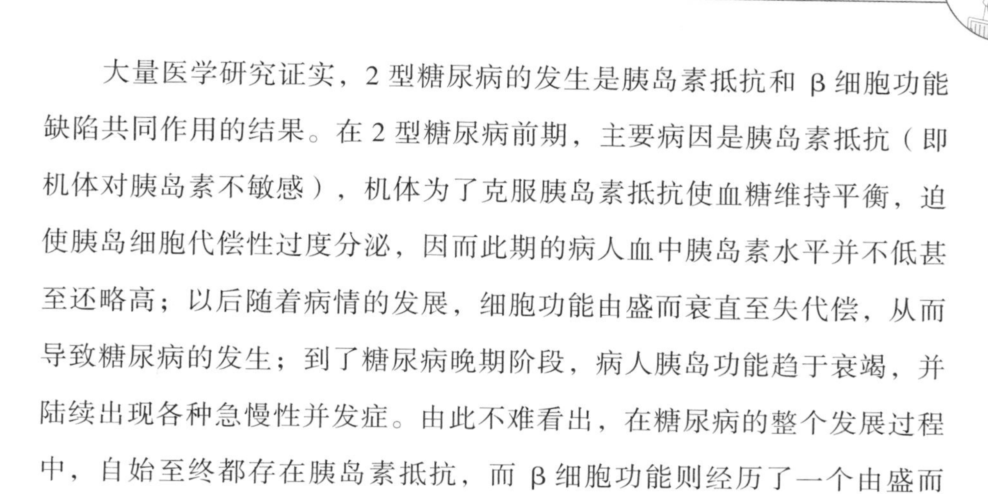

大量医学研究证实，2 型糖尿病的发生是胰岛素抵抗和 β 细胞功能缺陷共同作用的结果。在 2 型糖尿病前期，主要病因是胰岛素抵抗（即机体对胰岛素不敏感），机体为了克服胰岛素抵抗使血糖维持平衡，迫使胰岛细胞代偿性过度分泌，因而此期的病人血中胰岛素水平并不低甚至还略高；以后随着病情的发展，细胞功能由盛而衰直至失代偿，从而导致糖尿病的发生；到了糖尿病晚期阶段，病人胰岛功能趋于衰竭，并陆续出现各种急慢性并发症。由此不难看出，在糖尿病的整个发展过程中，自始至终都存在胰岛素抵抗，而 β 细胞功能则经历了一个由盛而衰的变化过程，换言之，在糖尿病的不同阶段，其致病的主要矛盾各不相同，这就为糖尿病分期与序贯治疗提供了理论依据。

1. 糖尿病前期

也叫“糖耐量低减期”，此阶段是正常人向糖尿病人过渡的中间期，涉及的人群包括年龄在 45 岁以上，有糖尿病家族史者、巨大儿分娩史者、糖耐量低减者以及有肥胖、高血压、高血脂等代谢紊乱者。这一阶段的患者是糖尿病的高危人群，日后有很高的糖尿病发生率以及高度的心血管病危险性，因此，应给予高度重视，及早干预。本阶段的治疗，主要以改善生活方式为主，包括饮食控制及运动疗法，也可酌情选用药物（如阿卡波糖、二甲双胍等），其目的是防止和延缓糖尿病的发生，同时有效地防治糖尿病的心血管并发症。

2. 糖尿病期

胰岛功能失代偿之后就进入了糖尿病期。此阶段应在饮食控制、运动治疗的基础上，给予降糖药物治疗，具体治疗方案如下。

1 级治疗方案：首先针对胰岛素抵抗这一关键环节，选用一种能够改善胰岛素抵抗的药物，这些药物包括双胍类（二甲双胍等）及噻唑烷二酮类胰岛素增敏剂（艾可拓等）。本方案适用于胰岛素水平正常或偏

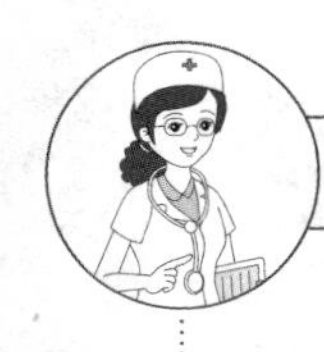

高的早期患者，如无效可进入 2 级治疗方案。

2 级治疗方案：联合应用胰岛素增敏剂（艾可拓等）和餐后血糖调节剂（拜糖平、倍欣等），无效后可选择 3 级治疗方案。

3 级治疗方案：用胰岛素增敏剂及餐后血糖调节剂，再配以促胰岛素分泌剂（包括磺脲类或非磺脲类），适用于胰岛功能降低至正常人一半的患者。无效后可进入 4 级治疗方案。

4 级治疗方案：胰岛素补充疗法，即口服降糖药与胰岛素联合治疗，最常采用的方案是白天口服降糖药物，晚上睡前注射一次中效（或长效）胰岛素。该方案适用于胰岛功能降低至正常人 1/3 的患者。

5 级治疗方案：停用一切促胰岛素分泌剂，采用胰岛素替代治疗，适用于胰岛功能完全衰竭的糖尿病患者，可采取一日数次（2 ~ 4 次）皮下注射或胰岛素泵强化治疗。

出于保护胰岛功能及减少药物副作用的考虑，当一种药物用至最大治疗量的一半仍不能使血糖得到良好控制时，建议及早采用两种（或两种以上）药物联合，而不主张将一种药物加至最大量。以磺脲类药物美吡哒为例，其最大治疗量是 30 毫克 / 日（两片，3 次 / 日），临床上一般是用 5 毫克（一片），3 次 / 日，倘若效果不佳，则采取联合用药。

当然，对于上述方案也存在不同看法。近年来国内外的研究发现，在糖尿病早期，胰岛细胞功能损害可以逆转，通过早期对患者实施短期（2 周左右）胰岛素强化治疗，消除糖毒性作用，可以显著改善甚至逆转病人的胰岛功能，大多数受试患者甚至可以不用任何药物，仅靠饮食控制，便可使血糖维持正常达数年之久，因此，国内外有些学者建议，对于新确诊的血糖较高的糖尿病患者，可以一上来就采取胰岛素强化治疗，这样更利于患者胰岛功能的修复。

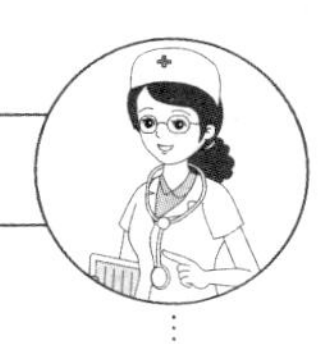

3、糖尿病晚期

此阶段的患者不仅胰岛功能甚差，且往往有各种严重的慢性并发症，除了严格控制血糖以外，还要积极控制各种心血管病危险因素，如降压、调脂、降粘、扩血管、改善微循环等等；另外，还要针对各种糖尿病并发症采取相应的治疗措施，如激光光凝治疗糖尿病视网膜病变、介入治疗糖尿病下肢血管病变等等。

个体化治疗是糖尿病治疗必须遵从的一个重要原则，分期、分级治疗方案只是针对不同阶段2型糖尿病患者治疗的一个大体原则，具体到每一个糖尿病患者，其病程长短、体形胖瘦、肝肾功能、并发症的情况以及血糖谱特点均不相同，因此，在应用上述方案时，要通盘考虑上述各种因素，在医生的指导下，科学合理地选择药物及调整剂量。

基于糖尿病病理机制所提出的分期序贯治疗方案，具有很强的科学性和针对性，与传统治疗方法相比，更加注重改善胰岛素抵抗和对胰岛功能的保护，兼顾疗效与安全，强调对各种心血管危险因素的全面控制。大量临床实践证明，分期序贯疗法不失为一种科学、规范、安全、有效的糖尿病治疗方案。我们相信，随着科学的进步，糖尿病的治疗方案将更加合理、日臻完善。

降糖药物的分类与用法

1. 何时需用降糖药物治疗

如果通过饮食控制和运动锻炼等非药物手段不足以将血糖控制在正

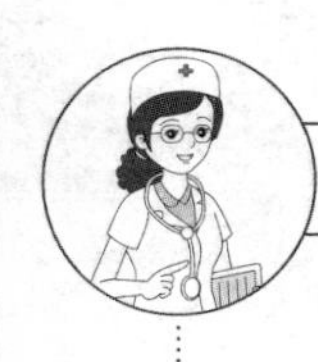

常范围，就需要给予降糖药物治疗。

2. 口服降糖药物的种类

（1）磺脲类药物：此类药物主要通过刺激胰岛 β 细胞分泌胰岛素而发挥降糖作用，因此，只有在患者的胰腺仍有功能的情况下服用才有效。格列本脲、格列齐特、格列吡嗪、格列喹酮、格列美脲等均属此类。此类药物可增加体重，因而适用于体型偏瘦的糖尿病患者，宜于餐前服用。副作用主要是低血糖和体重增加。

（2）双胍类药物：主要是指二甲双胍，此类药物不刺激胰岛素分泌，主要是通过增加外周组织对葡萄糖的利用、抑制肝糖原分解、减少糖的吸收、改善胰岛素抵抗而发挥降糖作用。代表药物是二甲双胍。适用对象包括 1 型及 2 型糖尿病患者，国内外多家指南推荐二甲双胍为糖尿病的一线用药，尤其适合那些食欲旺盛、超重及肥胖的糖尿病患者。副作用主要是胃肠道反应。为减少对胃肠道的刺激作用，宜于餐中或餐后服用。

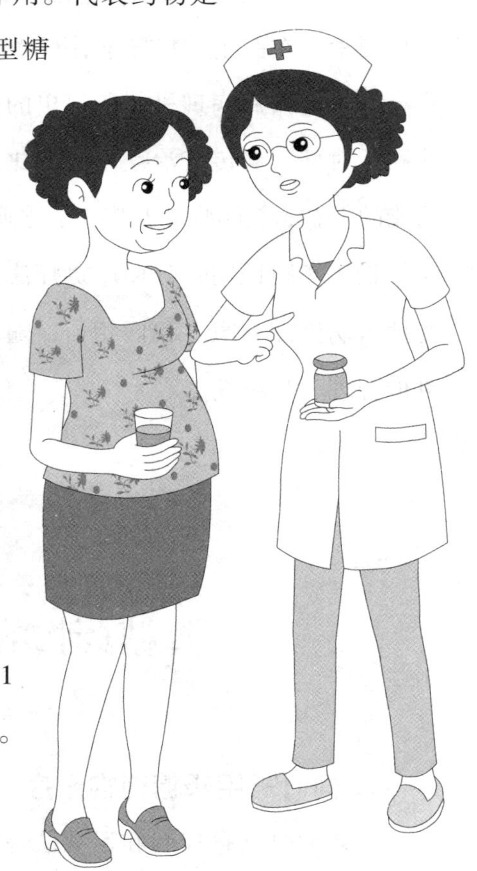

（3）α－糖苷酶抑制剂：其主要作用是通过减缓肠道对糖类的吸收来控制餐后血糖的升高，代表药物有阿卡波糖、倍欣，适用于餐后血糖升高为主的糖尿病患者（包括 1 型和 2 型）。要求与第一口饭嚼碎同服。副作用主要是胃肠胀气、排气增加。

（4）噻唑烷二酮类：又称“胰

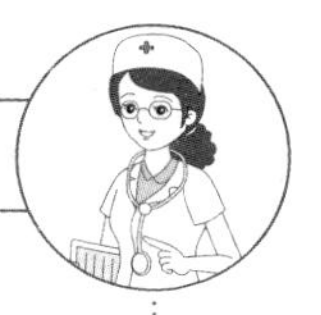

岛素增敏剂”，此类药物可以增加靶细胞对胰岛素的敏感性，使胰岛素的降糖作用倍增，代表药物有文迪雅、艾可拓等，特别适合于有严重胰岛素抵抗的腹型肥胖2型糖尿病患者。

（5）格列奈类：又称“餐时血糖调节剂”，作用机制与磺脲类药物相似，特点是起效快，作用维持时间相对较短（2～4小时），餐前即服，既能较好地控制餐后血糖，又不容易引起低血糖，代表药物是诺和龙、唐力。其适用对象为具有一定胰岛分泌能力而对磺脲类药物失效者。

（6）DPP-Ⅳ抑制剂：该药主要通过抑制二肽基肽酶-4（DPP-4），减少GLP-1的分解，利用后者刺激β细胞分泌胰岛胰，抑制胰岛A细胞分泌胰高血糖素等方式来降低血糖。代表药物有西格列汀（捷诺维）、沙格列汀（安立泽）、阿格列汀（尼欣那）等。DPP-Ⅳ抑制剂每天只需服药1次，餐前、餐后均可。

3. 口服降糖药的用法

磺脲类降糖药宜在餐前30分钟服用，降糖效果较好；格列奈类可在餐前即服；双胍类药物宜于餐中或餐后服用，以减少药物对胃肠道的刺激；α-糖苷酶抑制剂应与第一口饭嚼碎同服。噻唑烷二酮类和DPP-Ⅳ抑制剂在餐前、餐后服用均可。

4. 口服降糖药的合理选择

个体化用药是糖尿病治疗的重要原则，即根据每个患者的糖尿病分型、胖瘦、年龄、有无并发症、血糖谱的不同特点，全面考虑，合理选药。

（1）依体型选药：标准体重（千克）=身高（厘米）-105，如果实际体重超过标准体重10%，则认为体型偏胖，首选双胍类或糖苷酶抑制药，因为该类药物有胃肠道反应和体重下降的副作用，对于超重或肥胖患者来说，正好化害为利；如果实际体重低于标准体的10%，则认为体型偏瘦，应该优先选用促胰岛素分泌剂（包括磺脲类和苯甲酸衍生物），因为该类药物有致体重增加的不良反应，对于消瘦者，正好一举两得。

（2）按高血糖类型选药：如果是单纯的餐后血糖高，而空腹和餐前血糖不高，则首选 α－糖苷酶抑制剂；如果以餐后血糖升高为主，伴有餐前血糖轻度升高，应首选格列奈类药物；如果空腹、餐前血糖高，不管是否有餐后血糖高，应考虑用磺脲类、双胍类或噻唑烷二酮类药物。

（3）依有无其他伴随疾病选药：如果患者还有高血脂、高血压、冠心病等疾病，首先考虑使用双胍类、噻唑烷二酮类和 α－糖苷酶抑制剂；如果患者有胃肠道疾病，最好不要使用双胍类和糖苷酶抑制药；如果患者有慢性支气管炎、肺气肿等肺通气不良的疾病，慎用双胍类；如果患者有肝病，慎用噻唑烷二酮类；如果患者有较严重的心、肝、肾、肺等全身疾病，则最好使用胰岛素。

（4）依年龄选药：对于老年患者，慎用长效的磺脲类药物（如格列本脲、消渴丸），最好使用格列奈类药物（如诺和龙）。70 岁以上的老年人，原则上不用二甲双胍，以免发生乳酸酸中毒。

结合我国糖尿病防治指南，以上可总结为：1 型糖尿病患者在胰岛素治疗的基础上，可联合使用胰岛素增敏剂（包括双胍类）和 α－糖苷酶抑制剂，而不应该用促胰岛素分泌剂。而 2 型糖尿病肥胖者，首选双胍类、α－糖苷酶抑制剂或胰岛素增敏剂，后用促胰岛素分泌剂。2 型糖尿病消瘦者首选促胰岛素分泌剂或胰岛素增敏剂，可联合使用 α－糖苷酶抑制剂或双胍类药物。

5. 哪些情况下不宜用口服降糖药

①1 型糖尿病；②妊娠及哺乳期；③严重肝、肾功能不全；④糖尿病发生急性代谢紊乱或处于应激状态，如酮症酸中毒、非酮症高渗昏迷、

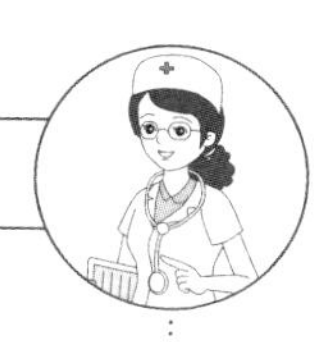

大手术、外伤等；⑤口服降糖药失效。

以上是糖尿病治疗选药的一些基本原则，糖尿病患者应在专科医生的指导下，根据个人的不同情况，采取个体化的最佳治疗方案。

降糖药好不好，究竟看什么

患者看病时都希望医生给自己开点“好药”。有些经济条件好的患者张口就是“大夫，药贵点不要紧，钱不是问题，最好是进口的”。在这些患者看来，价格贵的肯定比价格便宜的药好，进口药比国产药好。那么，究竟什么样的药物才算是“好药”呢？

1.“好药”必备的四大要素

一般说来，“好药”必须具备四个要素：一是必须疗效确切；二是不良反应小；三是价格合理；四是服用方便。以口服降糖药为例，一个好的降糖药物应该能够有效地降低血糖（包括空腹及餐后）及糖化血红蛋白；不良反应特别是低血糖风险小、安全性高；服用方便（如每天1次或餐前即服），患者治疗依从性高；价格便宜、长期服用经济上能够承受。另外，目前评价一个降糖药物，除了看降糖效果之外，能否降低心血管危险因素（如体重、血压、血脂等）并具有心血管保护作用也是一项非常重要的评价指标。还有一点非常重要，就是药物最终都要通过其作用对象——患者来发挥作用，所以，评价一个药物好不好，除了药物本身以外，关键还要看药物是否适合患者的具体病情，抛开患者病情来评价药物好坏没有任何实际意义。

2. 每种药物都有“长短”，“适合的”就是“最好的”

临床上没有十全十美的药物。就拿降糖药来说，凡是降糖作用强的药物，引起低血糖的风险必然高；而低血糖风险小的药物，降糖作用则往往偏弱。再者，副作用有时也是相对的，我们知道：双胍类药物的副作用主要是胃肠道不适、影响食欲，个别患者甚至会出现呕吐、腹泻以至于无法耐受；但肥胖2型糖尿病患者服用二甲双胍后，食欲下降、饭量减少、体重减轻、胰岛素抵抗明显改善，原本的“副作用”在这里又变成了“正作用”，因此，所谓的“好”与“不好”都是相对的，选择药物关键是要“对症”。

口服降糖药分六大类，每一类药物又有若干种，其特点及适应证均不相同。而且每个糖尿病患者的病情也各不相同，因此，患者在选用降糖药物时，除了要对药物本身有一定的了解以外，还要结合患者年龄、病程、胰岛功能状况、血糖谱特点、身体胖瘦、有无并发症以及其他伴随疾病等因素综合考虑。例如，老年人往往有不同程度的肾功能减退，容易发生低血糖，而低血糖对老年患者的危害较大。因此，老年糖尿病患者不宜选用强力降糖药物（如格列本脲），而应选用降糖作用缓和、对肾脏影响小的降糖药，如格列喹酮、诺和龙等。

3. “好药”并非“终身制”

随着病程的延长，患者的病情也在不断地变化。例如胰岛素促泌剂普遍存在药物继发性失效的问题，开始阶段可能降糖效果很好，过几年以后，疗效逐渐减退甚至完全失效，原来的“好药”对当前该患者“名不副实”，如不及时调整，就会耽误病情。因此，患者要经常监测自己的血糖情况，并做好详细记录，以作为医生评价疗效、调整用药的依据。此外，患者在用药期间，除了看降糖效果以外，还要留心药物可能导致的副作用（如肝肾损害等），以确保安全有效。

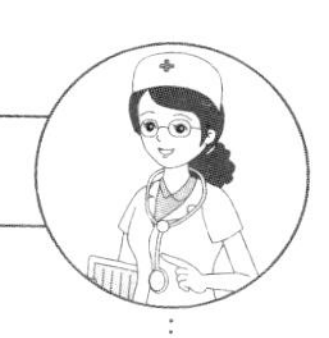

4. 选择药物，不要光凭“说明书”

患者在用药前仔细阅读药品说明书，留意说明书中提到的副作用以及用药过程中需要注意的问题，是很有必要的。但是，患者不要根据自己对药品说明书的理解自行选择或停用药物。一方面，由于专业知识有限，一般患者很难真正理解药物说明书的全部内涵；另一方面，有些药品说明书（尤其是某些中成药）在谈到药物疗效以及适应证时常常夸大其词，对可能出现的副作用却很少提及。而进口药物往往在不良反应的描述上非常详尽，但这并不代表其安全性方面存在多大问题，实际上，说明书上描述的各种不良反应发生概率都很低，只要按照规定的剂量、用法服用安全一般是有保障的（个别情况除外）。临床上，经常有些糖尿病患者在看了说明书上列举的种种药物副作用之后，擅自把药物减量甚至停掉，转而服用没有多少实际疗效的“保健品”，导致血糖升高、病情反复。糖尿病患者要想做到合理用药，最好的办法就是找一位经验丰富、责任心强、对你病情比较熟悉的专科医生来给你做指导。

总而言之，评价一个药物好不好，关键是看它是否具备前面提到的“四个要素”，再就是要结合患者的具体病情，看它是否适合？合适的就是最好的。绝不能轻率地认为只有“贵的”“洋的（进口的）”才是好的。

降糖药物的应用误区

1. 单纯依赖药物，忽视饮食和运动治疗

糖尿病需要综合治疗，饮食控制、运动锻炼和药物治疗缺一不可。

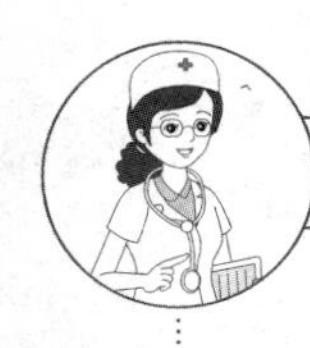

药物治疗只有在饮食控制和运动锻炼的配合下才能起到良好的降糖效果，否则，药物作用将大打折扣。有些患者对此不太了解，认为只要把药用上了，多吃点也无妨，并试图通过增加药量来抵消多进食，这样做的结果不利于血糖控制，容易使身体发胖，加重胰岛素抵抗，而且，还会增加胰岛负担，加速胰岛 β 细胞功能衰竭。

2. 对药物治疗的重要性认识不够

有些糖尿病友习惯于根据自觉症状来判断血糖控制的好坏，许多 2 型糖尿病患者自觉症状不太明显，服药与不服药在感觉上差不太多，于是认为用不用药无关紧要。事实上，单凭症状来估计病情并不准确。临床上，单凭饮食和运动就可使血糖得到良好控制的情况仅见于少数病情较轻的 2 型糖尿病患者，绝大多数 2 型糖尿病患者在诊断之初即需给予药物治疗。

3. 不恰当的联合用药

同一类药物的降糖作用机制是相同的，原则上不宜联用。倘若两种同类药物联用，可能会引起彼此间竞争性抑制而“两败俱伤”，结果是增加了副作用而不是降糖效果。诸如“格列本脲 + 格列喹酮”即属此类不恰当的联合用药。

4. 光吃药，不复查

此乃糖尿病患者的大忌。化验血糖一方面可以了解病情控制情况以及临床治疗效果，同时也可作为选择药物及调整药量的重要依据。随着病程的延长，许多磺脲类降糖药物（如消渴丸、格列本脲、格列齐特等）药效逐渐下降，医学上称之为“降糖药物继发性失效”。有些患者不注意定期复查，自己觉得一直没间断治疗，心理上有了安全感，但若出现药物继发性失效，实际上形同未治。有的患者一直吃着药，结果还是出现了并发症，原因就在于此。

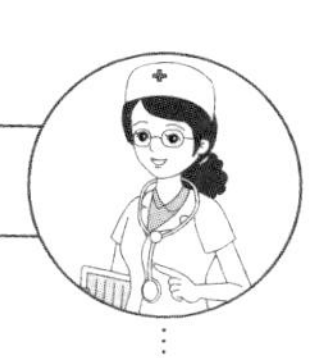

5. 中医中药根治糖尿病

无论是西医还是中医，目前还都没有解决糖尿病的根治问题。客观地说，中药在糖尿病慢性并发症的防治方面有一定的作用，但就降糖而言，中药效果远不及西药。至于广告、媒体中宣称的中药能根治糖尿病，纯属无稽之谈，切勿轻信。

6. 急于降糖而大量服药

许多糖尿病患者为了将血糖迅速控制下来，往往采取多种药物联合、超剂量服用，这样不仅使药物的副作用增加，而且，容易矫枉过正，引发低血糖，甚至出现低血糖昏迷，非常危险。

7. 血糖降至正常后擅自停药

目前，糖尿病尚不能彻底治愈，需要长期治疗。患者经过服药治疗血糖恢复正常、自觉症状消失，但这并不意味着糖尿病已经痊愈，还应继续用药维持，同时不能放松饮食控制和体育锻炼，切忌擅自停药。否则会造成高血糖卷土重来、病情恶化。此时，再用原来的药量就不够了，而需要增大剂量甚至要多种降糖药联合治疗，这样不但身体受到损害，而且医疗开支进一步增大，实在得不偿失。

8. 频繁换药

药效的发挥有一个循序渐进的过程，随着用药时间的延长，药效才逐渐显现出来。许多患者不了解这一点，服药没几天，见血糖、尿糖下降不满意，即认为所服药物无效，急于换药。事实上，有些降糖药（如胰岛素增敏剂）服至半个月到 1 个月才会达到最大的降糖效果。所以，不要轻易认为某种药物无效。较合理的方法是：根据血糖逐渐调整服药的剂量，服至该药的最大有效量时，血糖仍不下降或控制不理想，再改用其他药或与其他药联用。

9. 完全凭自我感觉或尿糖来调整用药

这是不对的，因为血糖高低与症状轻重或尿糖多少并不完全一致，有时血糖很高，却未必有自觉症状，甚至尿糖也可以不高（主要见于肾糖阈增高的患者）。因此，降糖药物的剂量调整主要应根据血糖，同时要注意排除某些偶然因素造成的血糖变化。必须注意，每次调整药物剂量的幅度不宜太大，以免引起血糖的大幅波动。

10. 过分害怕药物的副作用

有人认为长期口服药物会损害肝、肾功能，实际上这种说法并不科学。对于肝、肾功能正常的患者来说，只要不是长期过量服用，应该是安全的，由于药物都要经过肝脏代谢而失活，并经过肾脏排泄，故肝、肾功能状况会影响患者对治疗的反应。一般说来，肝、肾功能不全的患者由于存在药物排泄障碍，药物原形及代谢产物在体内缓慢积聚会加重肝、肾负担，影响肝、肾功能，故肝、肾功能不全者用药须格外慎重。

11. 服药方法不当

根据药物起效快慢不同，磺脲类药物（格列本脲、格列齐特、格列吡嗪、格列喹酮等）最好在餐前30分钟服用；诺和龙由于起效快，可在餐前即服，这样更有利于充分发挥药物的降糖作用；β-糖苷酶抑制药（阿卡波糖）与第一口饭同时嚼服效果最好；双胍类药物最好餐后服药，这样可以减少对胃肠道的刺激。反之，服药次序颠倒不但疗效降低，且易出现胃肠不适等症状。另外，要根据药物的半衰期来决定用药次数。口服降糖药有长效、中效、短效之分，长效制剂（格列美脲、瑞易宁、格列本脲），每日服用1～2次即可，中、短效制剂（格列齐特、格列吡嗪、格列喹酮等）每日需服2～3次。

12. 东施效颦、人云亦云

糖尿病用药强调个体化，应根据每个人的具体情况（如胖瘦、肝肾功能状况、年龄等）来选药。所谓“好药”就是适合自己病情的药，并非新药、贵药才是好药，别人用着好的药未必你也适用。例如，有位患病多年的糖尿病患者，用格列本脲效果越来越差，血糖长期控制不好，以至出现糖尿病肾病、肾功能不全。后来他听别人介绍二甲双胍不错，买来服用后不久，导致肾损害加重并出现了“乳酸酸中毒昏迷”。同样，吃药也不能跟着广告走。有一位1型糖尿病患者看广告介绍某中医诊所用祖传中药根治糖尿病，便信以为真，于是停掉胰岛素只服中药，结果次日便出现了“酮症酸中毒昏迷”，多亏抢救及时才没搭上一条命。

13. 惧怕使用胰岛素

许多患者害怕打上胰岛素会形成“依赖”。事实上，任何人都离不开胰岛素，它是我们体内新陈代谢（尤其是糖代谢）所必需的一种生理激素，至于患者是否需要补充胰岛素，完全取决于患者自身胰岛素分泌水平，如果胰岛β细胞功能完全衰竭，必须终身使用胰岛素；倘若患者的胰岛β细胞尚有功能，就是用了胰岛素，等到胰岛细胞得到休息及一定程度的恢复，血糖稳定以后，仍可停掉胰岛素改为口服药。由此可见，用与不用胰岛素完全取决于患者自身的病情，根本不存在“用了胰岛素就会变成胰岛素依赖”的问题。

使用胰岛素，这些细节问题您不可不知

与口服降糖药相比，胰岛素的优越性是显而易见的。首先，胰岛素的降糖效果肯定而持久，不存在口服降糖药经常出现的药物失效问题；

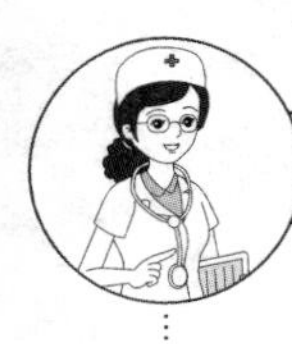

其次，胰岛素对肝肾没有副作用，更重要的是早期应用胰岛素有利于保护和改善患者的胰岛功能。

随着糖尿病防治知识的普及，越来越多的2型糖尿病患者摒弃了以往对胰岛素的种种偏见，主动接受胰岛素治疗。但是，胰岛素在选和用两方面都很有讲究，只有掌握好胰岛素的选用学问，才能更好地利用它，正所谓“细节决定成败”，作为接受胰岛素治疗的糖尿病患者对这方面的知识必须有所了解。

1. 如何储存胰岛素

没启封的胰岛素最好在2～8℃条件下冷藏保存，胰岛素不能冷冻、曝晒及长时间震荡。胰岛素在常温（25℃左右）下可以保存1个月左右，胰岛素笔（内装有胰岛素笔芯）在每次注射完了以后不宜再放回冰箱冷藏室保存，因为注射笔反复从冰箱中放入取出，如果针头未取下，胰岛素药液热胀冷缩就会吸入空气形成气泡，导致注射量不准。

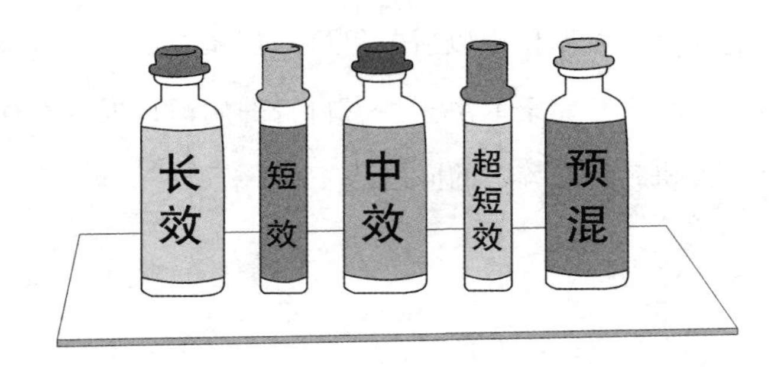

2. 如何判断胰岛素是否失效

患者在每次注射前应检查胰岛素液的外观，正常情况下，速效和短效胰岛素为无色、澄清溶液，一旦浑浊或液体变黄就不能使用；中、长效胰岛素或预混胰岛素一般呈均匀的雾状，一旦出现团块状沉淀物，不能摇匀则不能使用。另外，过了保质期的胰岛素不得使用。

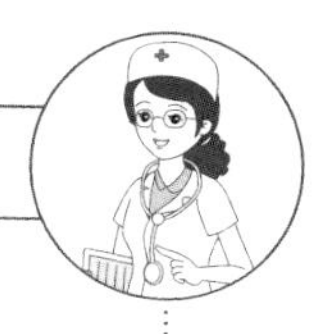

3. 人胰岛素与动物胰岛素有何不同

根据种属来源不同，可分为基因合成的人胰岛素和动物胰岛素。由于动物胰岛素在化学结构上与人胰岛素不完全相同，因此，存在一定的免疫原性，部分患者注射后可能出现皮肤过敏，另外，动物胰岛素的效价比人胰岛素低，当由动物胰岛素换用人胰岛素时，剂量需相应减少15% ~ 20%。

4. 胰岛素与胰岛素类似物有何区别

胰岛素类似物是指化学结构与胰岛素略有不同，但能与胰岛素受体相结合而发挥降糖作用的人工合成的蛋白质激素。根据其药代动力学的特点不同，分为速效胰岛素类似物（如诺和锐、优泌乐）和长效胰岛素类似物（如甘精胰岛素，商品名“来得时”）。

与短效胰岛素相比，速效胰岛素类似物起效更快（15 分钟起效），作用高峰出现在注射后 1 ~ 3 小时，作用维持 4 小时左右，能较好地模拟进餐后生理性胰岛素分泌，对餐后高血糖控制效果更好且不容易引起低血糖。由于可在餐前即刻注射，而不像短效胰岛素那样需要提前 30 分钟注射，因此患者治疗的依从性较好。

长效胰岛素类似物主要用于补充基础胰岛素，与目前临床应用的中、长效胰岛素相比，药效更加平稳，无明显的作用高峰，低血糖风险更小，每日 1 次皮下注射即可提供 24 小时的基础胰岛素分泌。

5. 如何识别胰岛素瓶上的标识

市售胰岛素有多种剂型和规格，使用前务必要分清楚，对号入座。常见的标识有：RI（regular insulin，R）代表短效胰岛素；NPH（neutral protamine hagedorn，N）代表中效胰岛素；PZI 代表长效胰岛素；30R（或70/30）表示由 30% 短效胰岛素和 70% 中效胰岛素的预混胰岛素，50R（或 50/50）表示由 50% 短效胰岛素和 50% 中效胰岛素的预混胰岛素。

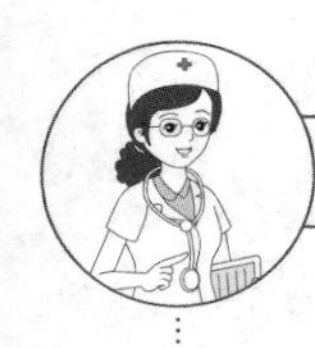

U-40 表示胰岛素的浓度是 40 单位 / 毫升；U-100 表示胰岛素的浓度是 100 单位 / 毫升。

6. 不同剂型胰岛素的作用特点

根据胰岛素来源和化学结构可以分为动物胰岛素、人胰岛素和胰岛素类似物。

根据胰岛素的起效时间、作用持续时间的不同，又可以分为超短效人胰岛素类似物、短效胰岛素、中效胰岛素、长效人胰岛素类似物以及含有不同比例短、中效胰岛素的预混胰岛素制剂。

（1）超短效人胰岛素类似物

代表药物：诺和锐（门冬胰岛素）、优泌乐（赖脯胰岛素）、速秀霖（赖脯胰岛素）。

用法：餐前即刻皮下注射，起效时间 10 ~ 15 分钟，达峰时间为注射后 1 ~ 2 小时，与餐后血糖升高时间相同步，作用持续 3 ~ 5 小时。它更符合胰岛素的生理分泌模式，餐前注射吸收迅速，达峰时间短，能更有效地控制餐后血糖。

（2）短效（常规）胰岛素

代表药物：诺和灵 R、优泌林 R、重和林 R、甘舒霖 R。

用法：餐前 30 分钟皮下注射，注射后 30 分钟起效，2 ~ 4 小时达峰，作用持续 6 ~ 8 小时，主要用于控制餐后血糖。由于其吸收曲线与人生理性胰岛素分泌模式有一定的差异，进餐时间提前易导致血糖控制不佳，若延后则易发生低血糖。

（3）中效胰岛素

代表药物：诺和灵 N、优泌林 N、甘舒霖 N、重和林 N。

用法：注射后 1.5 小时起效，4 ~ 12 小时达峰，作用持续时间 18 ~ 24 小时，中效胰岛素常在睡前给药，以控制夜间和清晨空腹血糖。

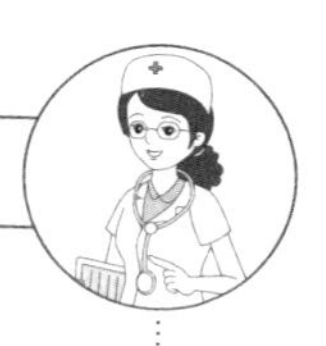

（4）长效人胰岛素类似物

代表药物：诺和平（地特胰岛素）、来得时（甘精胰岛素）、长秀霖（甘精胰岛素）、德谷胰岛素。

用法：皮下注射后可24小时保持相对恒定浓度，无明显峰值出现。可在一天当中任何时间注射，起效时间为1.5小时，作用可平稳保持24小时左右，主要用于补充基础胰岛素，不易发生夜间低血糖。

（5）预混胰岛素

代表药物：诺和灵30R/50R、优泌林70/30、重和林M30、甘舒霖30R/50R。

作用及用法：预混胰岛素发挥双时相作用，即混合后两种胰岛素各自发挥作用，相当于一次注射了短效和中效胰岛素，不需临时配制，使用方便，可以同时控制基础及餐后血糖。通常采取早、晚餐前30分钟皮下注射。

简单来说，超短效与短效胰岛素主要用于控制餐后血糖；长效胰岛素主要用于控制基础血糖，而预混胰岛素则同时兼有控制基础及餐后血糖的双重作用。

需要注意的是，中效胰岛素、长效胰岛素及长效胰岛素类似物均不能用于静脉注射，不能用于糖尿病急性并发症（如酮症酸中毒昏迷）的抢救。

7. 如何自行配制与注射胰岛素

在短效胰岛素与中长效胰岛素混合应用时，应先抽取短效制剂，而后抽取长效或中效制剂，切忌顺序颠倒。中、长效及预混胰岛素均须先摇匀后再进行注射，每次都要变换注射部位，两次注射位置间隔在2厘米以上。切记，每次注射前将笔上下颠倒10余次，充分摇匀笔芯，至产生均匀的白色混悬液为止，以防浓度误差致血糖控制不良。严格遵守

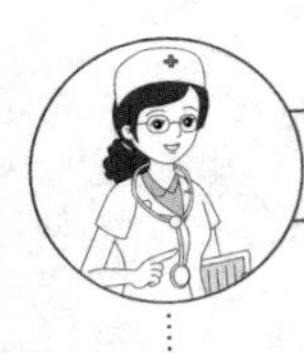

专人专笔，以防交叉感染及疾病传播。

8. 如何确定胰岛素注射与进餐的时间间隔

注射的时间安排取决于患者所用的胰岛素种类和餐前血糖水平，原则上，速效胰岛素类似物发挥作用的时间较快，可在餐前即刻注射；短效胰岛素注射后30分钟才发挥降糖作用，应在餐前30分钟注射。长效基础胰岛素——“来得时”，作用时间可维持24小时，只需每天注射1次，且没有峰值，可在每天的任何时间注射（只要每天的注射时间固定即可）。

当血糖高出目标范围时可延长餐前注射间隔时间；餐前血糖低于目标范围时就要缩短餐前注射。例如，餐前低血糖，短效胰岛素就应改在餐前即刻注射。

9. 哪些人需要胰岛素治疗

除了1型糖尿病以外，2型糖尿病患者出现下述情况时也应换用胰岛素治疗：①口服降糖药失效（包括原发性失效和继发性失效）；②并发肝肾功能不全；③妊娠糖尿病或糖尿病合并妊娠；④明显消瘦；⑤出现酮症酸中毒等糖尿病急性并发症；⑥处于应激状态（如严重创伤、大手术、重症感染等）。

新近的研究证实，对于血糖较高的初诊糖尿病患者，一经诊断即可给予短期（2周左右）胰岛素强化治疗，可使患者的胰岛功能得到有效地恢复，不再需要口服降糖药，仅凭饮食治疗便可使血糖控制在正常范围。

10. 由口服降糖药转为胰岛素的治疗方案

由口服降糖药转为胰岛素治疗的方案主要依据患者的胰岛功能状况以及血糖谱的特点来决定，同时，还要考虑到患者对治疗的依从性。基本治疗方案有三种。

第一种方案：三餐前注射短效胰岛素的治疗方案。此方案适用于糖

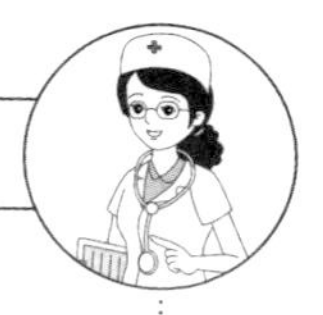

尿病早期，此期的患者基础胰岛素分泌尚可，主要表现为餐后胰岛素分泌不足（即胰岛储备功能不足），因此，空腹血糖大致正常，餐后血糖明显增高。

第二种方案：口服降糖药与胰岛素的联合治疗方案，即白天口服降糖药，睡前皮下注射中效胰岛素。此方案适用于胰岛功能轻度受损的糖尿病患者，其优点是能有效地克服“黎明现象”，使整个夜间特别是空腹血糖得到良好控制，由此使白天口服降糖药的作用得到加强，从而保证全天血糖的良好控制。

第三种方案：胰岛素替代治疗方案，即停用一切胰岛素促泌剂，主要依靠胰岛素来控制全天的血糖。常用的方案有：分别于早、晚餐前注射预混胰岛素；也可以在三餐前注射短效胰岛素，于睡前（或者是早、晚餐前）注射中效胰岛素。替代治疗方案主要适用于胰岛功能完全衰竭、口服降糖药失效的糖尿病患者。

11. 如何确定胰岛素治疗的初始剂量

确定胰岛素初始剂量的方法有多种，列举如下。

（1）采取联合治疗方案的患者，睡前中效胰岛素的起始剂量可以按每千克体重 0.1 ~ 0.2 单位来计算。

（2）采用替代治疗方案的患者，其胰岛素起始量的估算有多种方法：①按体重估算：2 型糖尿病患者可以按 0.2 ~ 0.8 单位 / 千克体重（平均 0.4 单位）计算出全天胰岛素总量，再按早＞晚＞中的分配原则于三餐前皮下注射。②根据血糖值计算胰岛素用量：全天胰岛素总量 =0.003 × [血糖（毫克 / 分升）−100] × 体重（千克）。③按尿糖的“+”来决定胰岛素的使用剂量，一般尿糖一个“+”，一次注射 3 ~ 4 单位胰岛素。④根据口服降糖药的量来估算，一般以磺脲类降糖药（如格列本脲）为标准，1 片药相当于 5 个单位胰岛素，假如患者一天服用 6 片格列本脲，则全天胰岛素用量大约在 30 单位左右。

12. 如何调整胰岛素的治疗剂量

一般来说，初用胰岛素，均应从小剂量开始，（初始量最多不超过 30 单位 / 天），然后参照空腹、三餐后 2 小时、睡前、凌晨 3:00 的血糖水平，每隔 3 ~ 5 天调整 1 次，每日调整幅度为 2 ~ 8 单位，直至使血糖达到满意控制。切忌调整速度过快或幅度过大，以防止出现严重低血糖或使血糖大幅波动。

13. 如何选择胰岛素的剂型

胰岛素按起效快慢及作用时间长短分为短效、中效、长效等多种剂型，在具体选用时很有讲究。

短效胰岛素的特点是吸收快、持续时间短，能在较短时间内控制血糖，而且便于剂量调整，宜在下列情况下选择：①胰岛素最初的治疗阶段，便于摸清剂量；②糖尿病酮症酸中毒、高渗性昏迷的抢救；③严重感染、手术等应激状态；④消除餐后高血糖；⑤配合中、长效胰岛素实施强化治疗。

中效胰岛素起效和药效持续时间介于短效和长效之间，主要用于补充基础胰岛素分泌不足。常采取以下几种方法。①联合治疗：白天口服降糖药，睡前注射中效胰岛素；②替代治疗：用中效胰岛素于早、晚餐前皮下注射或者采取三餐前注射短效胰岛素、睡前注射中效胰岛素。

长效胰岛素起效缓慢，药效持续时间较长，主要用于补充基础胰岛素分泌不足，降低夜间或空腹血糖。它一般不单独使用，常与短效胰岛素联合使用，实施强化治疗。

14. 重视饮食、运动与胰岛素治疗的相互配合

饮食和运动对血糖变化的影响很大，因此，在胰岛素治疗期间，要求患者尽可能保持固定的餐次、进餐时间、饮食量及运动量。另外，还

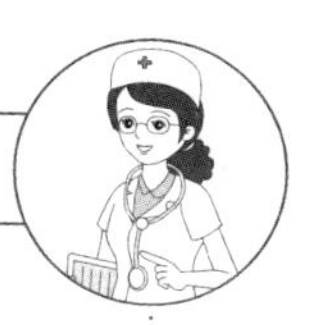

要学会利用饮食和运动对血糖的影响，来调节稳定血糖，而不一定要变更胰岛素的治疗剂量。例如：早餐前注射R型胰岛素，发现早餐后2小时血糖偏高，而午餐前血糖偏低时，不用改变早餐前胰岛素的注射剂量，把早餐分出1/3放在早餐后1.5小时加餐，这样，既降低了早餐后2小时的血糖，又避免了午餐前低血糖。当然，餐后高血糖还可以通过增加运动量来改善。

15. 胰岛素治疗应当个体化

胰岛素的治疗要遵循个体化用药原则，就是要根据每个患者的病型、病情、年龄、胖瘦、肝肾功能状况、作息规律、经济条件等不同情况，制定不同的治疗方案及控制目标。

16. 治疗期间应加强自我血糖监测

患者及家属应当掌握血糖、尿糖的自我监测技术，经常进行自我血糖监测，以便于及时调整胰岛素的剂量。患者高血糖得以纠正时的胰岛素用量并不等于日后所需的维持量，因为糖尿病患者经过一段时间的胰岛素治疗，血糖恢复正常以后，其自身胰岛β细胞的功能会得到一定程度的改善，胰岛素的需要量相应减少，这就需要及时检测血糖，适时减少胰岛素用量，以避免低血糖的发生。另外，当糖尿病患者并发其他疾病（如感冒发热、腹泻等）、外出旅行和生活规律发生改变时，更应加强我血糖监测，适时调整胰岛素用量。

17. 胰岛素治疗不能随意中断

1型糖尿病患者除少数在蜜月期可暂停用胰岛素外，都应坚持胰岛素治疗，以保护残存的胰岛β细胞功能，延缓病情的进展。2型糖尿病在全天胰岛素用量不足20单位，仍能满意控制血糖的情况下，方可考虑换用口服降糖药。注意：不要等胰岛素用完了才去医院开新的胰岛素，平时家中需有少量的胰岛素储备，防止因缺药而中断治疗。

18. 如何观察和处理副作用

使用胰岛素的主要副作用是低血糖，它是常见的糖尿病急性并发症之一，严重时甚至可危及生命，因此，患者及家属要学会识别。低血糖的症状主要表现为饥饿感、头晕、心慌、手颤、出虚汗、瘫软无力，严重时出现神志不清甚至昏迷，此时，测血糖往往低于2.8毫摩尔/升。低血糖的原因主要是因为注射剂量过大，注射后没及时进餐或进食量不足，活动量大而没有及时加餐或调整胰岛素用量。一旦发生低血糖，患者应立刻吃一些高糖饮食，如糖水、饼干。10 ~ 15分钟后，若症状还未消失可再吃一次。若症状消除但距离下一餐还有1个小时以上，则可加食一片面包或一个馒头。经以上处理仍未好转，请家人或朋友帮助，并迅速去医院检查。

当然，注射后除了观察有无低血糖外，长期使用者还应观察注射部位有无异常情况，如皮下硬结、脂肪组织萎缩等，但是现在的人胰岛素制剂，纯度非常高，很少出现此类过敏反应，所以病友大可不必担忧。

胰岛素注射有章可循

胰岛素注射方法不当，不仅影响疗效，还增加痛苦，安全也得不到保证，因此，掌握正确的注射方法非常重要。

1. 注射前的准备工作

（1）注射前先洗手，并准备好乙醇棉球、注射器和胰岛素笔芯。注射前胰岛素的温度应达到室温。如果胰岛素被冷藏保存，最好提前

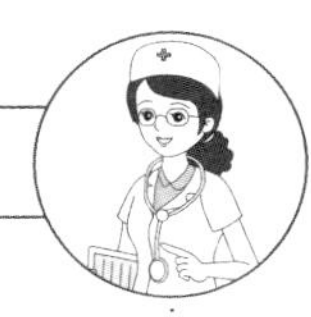

30分钟从冰箱取出，待药液温度接近室温时再注射。

（2）仔细检查胰岛素的有效期以及外观性状。过了有效期的胰岛素原则上不得使用。短效胰岛素为无色透明液体，若有沉淀、变色时不要使用；中效、长效胰岛素和预混胰岛素为均匀的混浊悬液，若轻轻摇晃后瓶底有沉淀物，液体内有絮状悬浮物，瓶壁有冰霜样的物体黏附时不要使用，瓶壁有裂纹不要使用。

（3）核对胰岛素的类型、规格及注射剂量：是短效、中效、长效、还是预混胰岛素？浓度规格是多少？通常胰岛素笔芯的规格是每支300单位/3毫升，普通瓶装胰岛素的规格是每瓶400单位/10毫升，前者的浓度是后者的2.5倍，切不可将瓶装的胰岛素抽到胰岛素笔芯中使用，否则可能会因抽取剂量错误而导致严重后果。另外，注射前一定要仔细核对注射剂量，以免因为抽吸剂量错误导致低血糖或高血糖。

（4）注射前需要排气。方法是针尖朝上轻轻推动注射键，直到有一滴饱满的药液挂在针尖上。如果排气不充分，会导致注入药量不准。

（5）预混胰岛素（如诺和灵30R）和中效胰岛素（如诺和灵N）在使用前应将胰岛素药瓶水平滚动和上下颠倒各10次，使瓶内药液充分混匀，以防药液浓度不匀导致血糖控制不良。而速效胰岛素（如诺和锐）、短效胰岛素（如诺和灵R）及长效胰岛素（甘精胰岛素或地特胰岛素）均是澄清的溶液，可以直接注射。

2. 确定注射时间

注射时间的安排主要取决于所用的胰岛素类型和餐前血糖水平。超短效胰岛素类似物（如诺和锐）起效迅速，可在餐前即刻注射；短效胰岛素注射后30分钟才起效，一般在餐前30分钟注射；中效胰岛素，一般是在晚上睡前注射，这样可以更好地控制空腹血糖，但若需要补充全天基础胰岛素，则可一日2次，分别于早餐前30～60分钟以及睡前注

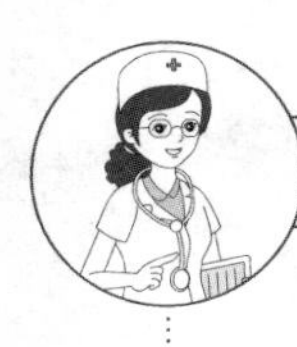

射；长效胰岛素类似物（甘精胰岛素），作用时间可维持24小时，只需每日注射1次，且没有峰值，可在每日的任何时间（只要每日的注射时间固定即可）注射，完全不受进餐时间的限制；预混胰岛素（如诺和灵30R）一般主张在餐前30分钟注射。

另外，如果餐前血糖较高，注射与进餐之间的时间间隔可适当延长；如果餐前血糖较低，可适当缩短注射与进餐之间的时间间隔，甚至可以注射后立即进餐。举例来讲：餐前血糖在3.9 ~ 6.7毫摩尔/升的患者，在餐前15分钟注射，可适当多进食；餐前血糖在6.7 ~ 10.0毫摩尔/升者，在30分钟注射，按常规进食；餐前血糖高于10.0毫摩尔/升者，在餐前45分钟注射，减少进食。

3. 正确选择注射部位

常用注射部位有腹壁（离脐5厘米以外的区域）、双上臂外侧、臀部及大腿外侧，不同部位胰岛素吸收由快至慢，依次为腹部、上臂、大腿、臀部，所以，长期在大腿外侧注射胰岛素的患者，偶尔改在腹壁注射，就有可能发生低血糖。此外，局部运动可以加快吸收，如果要参加锻炼，应避免在上臂和大腿上注射，以免因肢体运动，加速对胰岛素的吸收，导致运动后低血糖。洗热水澡或按摩可以使胰岛素在注射后很快起效。如果吃饭时间提前，则选择在腹部注射胰岛素；如果推迟，可选择臀部注射。不要在痣、瘢痕组织和皮肤硬结处注射，以免影响胰岛素的吸收。

4. 采取正确注射的方法

选好注射部位后，用乙醇棉球消毒皮肤，待乙醇干后，用一只手将注射部位的皮肤捏起约1寸，另一手握胰岛素注射笔，消瘦者及儿童按45°（注：如果用的是4mm或5mm短针头，也可垂直进针）、肥胖者按90°快速进针，然后用拇指按压注射键缓慢匀速推注药液，注射完毕后针头在皮下停留10秒，再顺着进针方向快速拔出针头，用干净棉球压迫注射部位 10 秒，但不要按揉。整个注射过程，保持肌肉放松。注射完成后立即戴上外针帽将针头从注射笔上取下，丢弃在加盖的硬壳容器中。

5. 每次注射部位都应轮换

长期在同一部位反复注射可能会导致皮下脂肪营养不良，产生硬结，使局部皮肤对胰岛素的吸收能力下降，从而影响胰岛素的疗效，所以应有规律地轮换注射部位和区域。可以遵照以下原则：选左右对称的部位轮流注射，如先选左右上臂，并左右对称轮换注射。待轮完后，换左右腹部。这样可避免因不同部位胰岛素吸收不同而造成血糖波动。注射点之间至少要相距 2.5 厘米，注射过的部位一般 2 个月后方可再次选用。

6. 针头尽量不要重复

针头重复使用后会出现毛刺、倒钩，增加注射时的疼痛，因此，针头一次性使用当然最好。但从经济角度考虑，这样做至少在我国现阶段是不现实的。针头重复使用需要注意以下几点：①为预防交叉感染，只能本人重复使用。②注射器在不用的时候一定要盖上针帽，以防针头被污染。③除了干净的皮肤及胰岛素瓶塞外，不要让针头接触任何其他物品，否则必须更换。④针头弯了或钝了后不应再用。⑤不要用乙醇擦拭针头，因用乙醇擦拭后会擦掉针头上的硅膜层，在注射时会感觉疼痛。⑥尽量减少重复使用次数，反复使用不要超过 10 次或 5 ~ 7 天，否则会增加感染的机会。

7. 注意观察不良反应

这里所说的不良反应主要是指低血糖反应。在注射胰岛素时，如果注射剂量过大或是没有定时定量进餐，或者活动量大而没有及时加餐或调整药物剂量，都可能出现低血糖（血糖值低于 2.8 毫摩尔 / 升），表现为饥饿感、心慌、出冷汗、发抖、无力、头晕、神志不清甚至昏迷等。

处理低血糖的办法是：立刻吃一些高糖食品，如糖水、饼干。10 ~ 15分钟后，若症状还未消失可再吃一次。若症状消除但距离下一餐还有1个小时以上，则可加食一片面包或一个馒头。经以上处理仍未好转，请家人或朋友帮助，并迅速去医院检查。

当然，注射后除了观察有无低血糖外，还应观察注射部位有无异常情况，如皮下硬结、脂肪组织萎缩等，打针时要避开这些部位。

胰岛素认识误区知多少

张大爷今年六十开外，十多年前查出有2型糖尿病，从那开始，就一直坚持服药治疗，头些年血糖控制得还算不错，以后效果越来越差，血糖老是居高不下。去医院咨询，医生告诉他这属于“口服降糖药继发性失效”，建议他换用胰岛素治疗，但都被张大爷一口回绝了。张大爷担心胰岛素一旦用上就撤不下来了，会形成依赖；再说了，2型糖尿病既然属于“非胰岛素依赖型”，因此没必要注射胰岛素；退一步讲，胰岛素是对付糖尿病最后的“杀手锏”，早早就派上用场，将来要是病情加重了岂不无计可施。在这些错误观念的误导下，张大爷对使用胰岛素一拖再拖，在此期间，他用了许多治疗糖尿病的偏方、秘方，但效果还是外甥挑灯笼——照旧（舅），短短几年过去，糖尿病的各种并发症在他身上相继出现：手脚麻木、肾衰竭、失明……这一切都是长期高血糖酿成的恶果。无独有偶，近日，张大爷的女儿在做妊娠期检查时也发现了糖尿病，她当然深知高血糖的危害性，治疗愿望非常迫切，但又担心妊娠期间用药对胎儿有影响，左右为难之际，

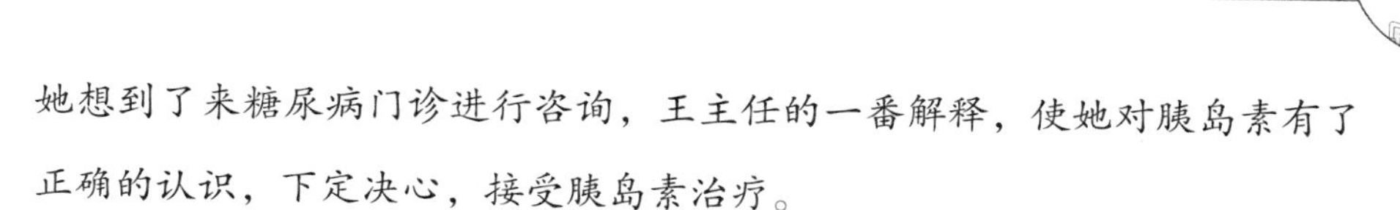

她想到了来糖尿病门诊进行咨询，王主任的一番解释，使她对胰岛素有了正确的认识，下定决心，接受胰岛素治疗。

胰岛素是治疗糖尿病最有力的常规武器。然而时至今日，仍有不少糖尿病患者（包括其家属）对胰岛素存在诸多认识误区，胰岛素当用而不用，张大爷的经历就是个典型例子。只有走出这些误区，才能使胰岛素发挥最大功效。

误区一：打胰岛素会上瘾，用上就撤不掉了。

这种观点是完全错误的。胰岛素是我们自身分泌的一种生理性激素，它不是毒品，根本不存在成瘾的问题。事实上，每个人都离不开胰岛素，如果没有胰岛素，机体就不能完成新陈代谢，生命也就无以维系。所有1型糖尿病患者以及晚期2型糖尿病患者，由于自身胰岛功能已经完全衰竭，因而必须长期补充外源性胰岛素，但这是由于患者病情所需（自身胰岛素产量不足）而绝非是胰岛素成瘾，这与截肢患者要想走路就必须安装假肢是一个道理。

对于大多数2型糖尿病患者来说，胰岛素治疗可能只是一时之需，比如在妊娠期间、围手术期或抢救酮症酸中毒时，一旦患者安全度过应激期，就可以考虑将胰岛素减量甚至停用，改用口服降糖药。再比如，对于刚确诊的2型糖尿病患者，可以采取短期（2～4周）胰岛素强化治疗，可以解除“糖毒性”，使患者胰岛β细胞功能得以修复，并在随后数年内仅靠饮食治疗即可将血糖维持正常。

误区二：2型糖尿病患者不必用胰岛素。

2型糖尿病过去也叫“非胰岛素依赖型糖尿病”，这种叫法很容易让人产生误解，认为2型糖尿病患者没必要使用胰岛素。事实上，2型糖尿病患者的胰岛功能随着病程的进展逐年下降，有些患者到了后期胰岛功能已近乎衰竭，同样也需要胰岛素治疗。有鉴于此，在1999年新

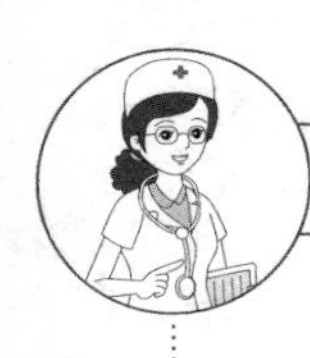

修订的糖尿病分型命名中，已取消了“非胰岛素依赖型”这一分型术语，不再把2型糖尿病称为“非胰岛素依赖型糖尿病”。

一般认为，2型糖尿病在下列情况中需要使用胰岛素：①合并急性代谢紊乱：如酮症酸中毒、非酮症高渗性昏迷、乳酸酸中毒等；②合并严重慢性并发症：如糖尿病性视网膜病变、糖尿病肾病、糖尿病性神经病变等；③处于应激状态：如重度感染、大手术、严重创伤等；④处于妊娠或哺乳期的糖尿病妇女；⑤口服降糖药治疗不达标（空腹血糖≥7.0毫摩尔/升，餐后2小时血糖≥10.0毫摩尔/升）；⑥同时合并需用激素类药物治疗的其他疾病，如系统性红斑狼疮、类风湿关节炎等，此时口服降糖药效果不佳，需要用胰岛素治疗。

误区三：胰岛素是最后一招，不到万不得已不能用。

有些糖尿病患者将胰岛素视为控制血糖的最后一招，想留到晚期病情严重时再用，这种观点并不可取。近年来，国际上对2型糖尿病胰岛素应用指征明显放宽，总的趋势是更加积极。国内外诸多的临床研究证实：通过早期积极严格地控制血糖，有助于保护残存的胰岛β细胞功能，预防或延缓糖尿病慢性并发症的发生。因此，当通过饮食控制、运动减肥及口服降糖药不能将血糖控制在理想水平，就应及时加用胰岛素。如果等到并发症发展到晚期才用，此时并发症早已不可逆转，胰岛素治疗的价值将大打折扣。

误区四：注射胰岛素意味着治疗失败和病情加重。

错！2型糖尿病是一种进行性发展的疾病，随着时间的延长，患者的胰岛功能会逐渐下降，胰岛素抵抗的情况变得更加严重，单纯地依靠饮食、运动和口服药物将逐渐失去作用，这个时候注射胰岛素就成为一种必须。但这并不是治疗失败，而是病情发展的需要。通过单独或者联合使用胰岛素的方法，患者血糖得到良好的控制，可以降低并发症的发

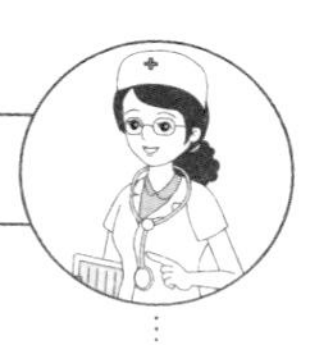

生风险，使糖尿病患者的病情不至于加重。

误区五：胰岛素比口服药更容易引起低血糖。

无论是使用口服降糖药或是胰岛素，都有发生低血糖的可能，低血糖是糖尿病治疗过程中的一种常见情况。糖尿病患者通过学习糖尿病的知识，合理安排饮食、运动和用药，加强血糖监测，低血糖是完全可以避免的。即便发生了低血糖，吃一点糖或喝杯果汁就能使低血糖症状迅速得到缓解。

误区六：注射胰岛素不可避免发生低血糖及肥胖。

错！胰岛素确实可以导致体重的增加，但只要胰岛素的使用剂量是合理的，通过坚持控制饮食，加大运动量，就可以避免增重。低血糖是糖尿病治疗过程中的一种常见情况，无论是打胰岛素还是口服降糖药都有发生低血糖的风险。低血糖与许多因素有关，如饮食配合不当、运动过量和用药剂量过大等，但这些都是可以避免的，而且一旦发生低血糖，一般情况下只要及时进餐，喝点糖水就可以很快恢复。

误区七：长期注射胰岛素会使胰岛功能萎缩。

错！由于糖尿病存在自身胰岛 β 细胞绝对或相对分泌不足，为了维持血糖正常，就需要适量补充外源性胰岛素。早期使用胰岛素进行强化治疗，可以使自身胰岛细胞得到适当休息，反而更有利于保护胰岛功能。

误区八：打胰岛素既麻烦又很痛。

错！目前注射胰岛素用的专用针头非常细，而且表面涂有一层润滑油，减少了注射的阻力，注射时几乎不会感觉到疼痛。事实上，惧怕注射造成的心理痛苦比注射本身更严重，恐惧可能会加重疼痛的感觉。现在注射胰岛素有专门的胰岛素笔，操作简单、携带方便，几秒完成注射，和吃药比并不特别麻烦。

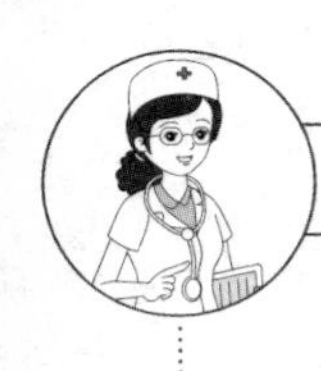

误区九：胰岛素的治疗费用很高。

实际上，我国城市 2 型糖尿病患者每年的医疗费用 80% 用在了并发症的治疗上面。而适时合理地使用胰岛素，可以大大延缓并发症的到来，节约未来的医疗费用。至于使用胰岛素的费用，具体要看使用剂量和品牌。现在市场上有很多胰岛素，国产品牌、国外品牌的都有。国产的人胰岛素相对便宜些，胰岛素类似物稍微贵点。以国产胰岛素为例，一个人大约每天注射 30 ~ 40 单位（预混胰岛素），加上针头和消毒乙醇，每天需花费 10 元人民币左右。

浅谈胰岛素泵治疗

胰岛素泵是一种可以进行持续皮下注射、模拟生理性胰岛素分泌的胰岛素注射装置，是迄今为止最理想、最科学、最接近生理的皮下给药方式。与传统的皮下注射方式相比，降糖效果好而且低血糖风险小。近年来，采用胰岛素泵治疗的糖尿病患者越来越多，说明胰岛素泵治疗的好处正逐渐得到广大糖尿病友的认可。

人体胰岛素分泌的生理模式包括两个方面：一是基础胰岛素分泌；二是刺激性胰岛素分泌。基础胰岛素分泌是在基础状态（即空腹状态）下胰岛素的分泌状况，其特点是持续少量分泌胰岛素，使得血中胰岛素水平在基础状态下保持一个相对稳定的浓度，从而使血糖维持在稳定的正常水平；刺激性胰岛素分泌是由血糖增高（进餐后）的刺激引起的胰岛素分泌，其特点是快速、大量，迅速分泌的大量胰岛素，可使升高的

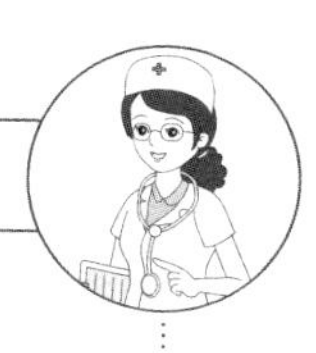

血糖很快地降到正常水平。

胰岛素泵通过持续及追加注射胰岛素，来模拟胰岛素的生理分泌模式。具体地说，一是设定基础胰岛素用量，来模拟基础性胰岛素分泌；二是设定追加胰岛素用量，来模拟刺激性胰岛素分泌。

基础用量是根据患者基础状态血糖水平设定的，按不同时段每3分钟自动泵入一次微小剂量的胰岛素。胰岛素泵通过持续泵入基础胰岛素用量，可以将患者基础状态的血糖控制在一个较好的水平。

追加用量一般是根据患者每次进餐血糖升高所需的胰岛素用量，在每次餐前泵入，通过每餐前泵入胰岛素，可将糖尿病患者餐后血糖高峰降至要求的血糖水平。

因此，胰岛素泵通过模拟胰岛生理性基础分泌及刺激性分泌两种模式泵入胰岛素控制血糖，从而使糖病患者的基础血糖和餐后血糖都能够得到良好控制。

常用的传统注射方式是多次皮下注射胰岛素，这种方式受胰岛素剂型和注射次数的限制，不能有效地模拟人体胰岛素分泌的生理模式，故常常导致血糖波动，注射胰岛素剂量小了不能控制高血糖，而剂量较大则会导致低血糖。

胰岛素泵治疗的优点如前面所述，只要用量掌握得当，就可以对糖尿病基础高血糖和餐后高血糖都达到较好的控制效果。从临床使用的情况来看，与传统的注射方式相比，胰岛素泵治疗的优点体现在以下几个方面。

（1）使糖尿病患者的空腹高血糖和餐后高血糖均得到良好控制。

（2）能比常规手段更快地控制好血糖。

（3）每天所需的胰岛素用量较少。

（4）病情控制后血糖的稳定性好。

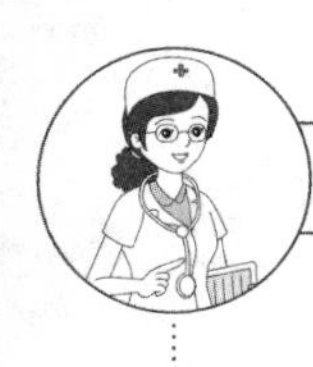

（5）低血糖的发生率较低。

使用胰岛素泵需注意的问题如下。

（1）胰岛素基础用量的设定：患者购置的胰岛素泵都附有一张胰岛素基础用量表。由于每位糖尿病患者存在个体差异，故应根据个人病情不同，结合附表所列的用量适当地调整，以设定自己的胰岛素基础用量。患者在使用过程中，还要根据情况在不同时段做相应的增减。掌握基础量的设定，会使患者血糖控制得更快更好。

（2）追加用量的设定：需注意患者的饮食情况，如果饮食数量有变化，追加胰岛素用量应做相应的增减。

（3）胰岛素种类的选择：以往选用的一般是短效胰岛素，目前则主张胰岛素泵治疗选用超短效胰岛素。短效胰岛素吸收入血较慢，药效达峰时间相对较迟，因而虽然追加用量注射，但刺激性分泌作用的效果受到一定的限制。超短效胰岛素已应用于临床，由于其吸收入血迅速，因而达到药效高峰的时间非常快。因此，胰岛素泵使用超短效胰岛素，通过基础量注射和追加量注射模拟胰岛素分泌的生理模式效果较好。短效胰岛素有时出现结晶现象，有可能阻塞注射导管，而用超短效胰岛素则可避免这种情况。

（4）应按要求定期更换套管：一般来说，胰岛素泵的附件——注射套管要每周更换一次，超过使用时间，有可能造成堵塞或皮肤感染。倘若注射导管堵塞而未被察觉，会引起严重的后果。

（5）要正确操作仪器：操作不当可能会引起停机、注射剂量不当等问题，应该按照生产厂家的规定，定期检测仪器性能。

（6）如出现异常情况，突然出现不可解释的过低或过高的血糖，要检查胰岛素泵的性能是否发生异常。

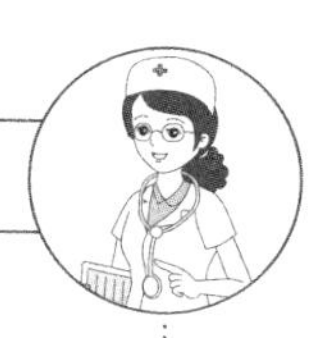

健康生活，从“泵”开始

孙某年轻有为，刚过而立之年就已是一家著名房地产公司的总经理，事业蒸蒸日上，前途不可限量。然而，天有不测风云，去年春节过后，他老觉着口渴，喝水特别多，浑身上下一点劲没有，人也整个儿瘦了一圈。到医院一查，血糖高得吓人，胰岛分泌功能近乎衰竭，只好接受胰岛素治疗。从此，一日数次的胰岛素注射成了孙某的必修课，这给他的工作和生活造成诸多不便。作为公司的老总，他经常各地奔波，生活没有规律，社交应酬很多，难以做到定时进餐，有时打上胰岛素后因进餐不及时而引起低血糖，有时因为太忙而忘了注射胰岛素，因此血糖老是控制不好，忽高忽低，身体状况每况愈下，这使他非常着急却又无可奈何，对未来几乎失去了信心。

去年年底，医生建议孙某安装胰岛素泵，开始时他顾虑很多，以为装泵需要开刀，另外，对泵输注的精确性以及泵运行的安全性也有些担心，经过医生的解释，他了解到：胰岛素泵与过去用的BB机大小差不多，是一个由计算机芯片、微型螺旋马达和小注射器组成的特殊注射装置，泵与一根很细的软管相连，装泵时只须利用助针器将软管插入腹部皮下即可，整个过程瞬间完成，没有痛感。胰岛素泵携带方便，既可别在腰带上也可放在衣服口袋里，泵可按电脑设定的程序模拟人正常的胰岛素分泌，使血糖达到超乎想象的满意控制。另外，胰岛素泵有完备的安全保障系统及报警系统，最小输注单位精度可达0.01单位，不必担心出现过量输注。自从装上胰岛素泵以后，孙某省去了每天多次注射胰岛素的麻烦，不必再受定时进餐的约束，无须再为低血糖而提心吊胆，更重要的是，全天的血糖都得到了平稳的控制，使他精力充沛、信心倍增，笼罩在心头的阴霾一扫而光，谈到这一切，孙某由衷地感叹：这钱花得值，胰岛素泵让我重新获得了与常人一样自由自在的生活。

点评：高血糖是导致糖尿病各种并发症的最重要的危险因素。国内外研究结果表明，糖尿病患者通过严格控制血糖（即所谓“强化治疗”）可使糖尿病的并发症减少50% ~ 70%，而胰岛素泵是实施强化治疗的最佳手段。人体内每时每刻都在不断地分泌小量胰岛素（基础分泌量），进餐后胰岛素迅速大量释放（餐后分泌量），两者共同维持血糖的稳定性。常规的一日数次皮下注射，胰岛素水平大起大落，不符合正常生理状态下胰岛素分泌规律，患者还必须事先考虑到胰岛素最佳注射时间和起作用的高峰时间，以此来安排进餐和活动，即便如此，也很难保持血糖的平稳控制。而胰岛素泵可以根据患者的血糖水平设定程序，每时每刻释放小量胰岛素并于餐前释放大剂量，完全模拟生理状态下人的胰岛素分泌，使糖尿病患者的空腹和餐后血糖均得到最佳控制，如同再次拥有了一个健康的胰腺。带泵以后，患者可以随意安排进餐时间和进餐量，不再受一日数次的扎针之苦和一成不变的进餐规定，给工作和生活带来极大的方便。胰岛素泵本身有完备的安全保障系统及报警系统，如果输注系统阻塞，胰岛素将用尽或电池电量不足，它会自动报警。另外，由于泵输注剂量精确（最小输注精度达0.01单位），不仅能使血糖得到全天候的最佳控制，而且严重低血糖的发生率显著减少，使生活质量明显提高，极大地延缓和减少了糖尿病慢性并发症的发生。

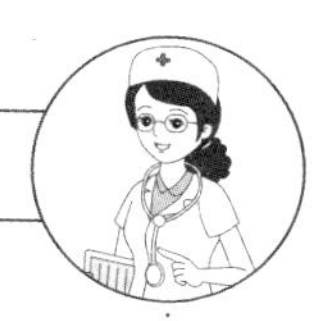

原则上，不管是1型还是2型糖尿病，凡是注射胰岛素的糖尿病患者都适合安装胰岛素泵，尤其是每日胰岛素注射次数在2 ~ 4次，血糖波动大，低血糖和高血糖频繁交替出现，生活不规律、经常出差的患者以及糖尿病妊娠者更需要安置胰岛素泵来保证血糖的严格控制。目前，在糖尿病患者中推广胰岛素泵的最大障碍在于价格，但是，良好的血糖控制可大大减少并发症的发生，节省了诊治并发症的高额费用，改善了患者预后，从价效比来看，安装胰岛素泵绝对物有所值。

减肥手术——2型糖尿病治疗的新选择

近年来，糖尿病治疗药物层出不穷，但是以药物为主的传统治疗对于肥胖的2型糖尿病患者往往不能达到十分满意的效果，减重的压力以及药物导致的体重增加仍是这些患者面临的困惑。20世纪80年代，美国医生在肥胖合并糖尿病患者做了减肥手术后，惊奇地发现患者的血糖也降下来了。随后很多研究也证实了减肥手术可以使糖尿病得到缓解，从而开创了一条外科手术治疗2型糖尿病的新途径。但是糖尿病手术对于中国患者来说还相对陌生。

1. 减肥手术为何可以治疗2型糖尿病

目前对机制尚不十分明确，一般认为手术后减少了食物的摄入与吸收，能量减少，从而消耗自身多余的脂肪，增加了胰岛素敏感性。而且胃肠道重建后改变了肠—胰岛素轴激素的分泌，影响了一些激素的分泌，从而降低血糖。

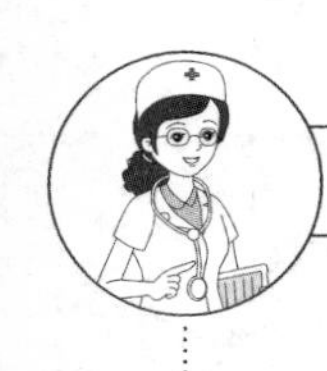

2. 减肥手术采用什么样的方式

目前国内最常用的减重手术有两种：一种是胃旁路减肥手术；一种是袖状胃切除手术（又名管状胃手术、缩胃手术）。这两种手术各有优劣，应该根据自身情况谨慎选择。

3. 减肥手术适合什么样的人群

减肥手术适合人群包括年龄在18—60岁，身体状况较好，经过生活方式干预和药物治疗难以控制血糖，BMI ≥ 32千克/平方米的肥胖2型糖尿病者。

4. 减肥手术后需要注意什么

减肥手术后仍然需要饮食和运动锻炼维持体重，并且需要长期补充维生素和铁剂。

总之，减肥手术的有效性和安全性的证据逐渐增加，手术治疗糖尿病正在改变着糖尿病治疗的格局和观念，但也应该知道减重手术并不是适合所有糖尿病患者，也不是100%有效，只是部分糖尿病患者缓解，而且减重手术也有它的不良反应。因此，一定要到技术成熟的正规三家医院接受专业医师的治疗，不能盲目进行手术。

糖尿病治疗的最新进展

近年来，糖尿病发病人数激增，据统计，我国目前糖尿病患者人数高达1.14亿，现已成为糖尿病第一大国。糖尿病对人体的危害仅次于癌症，是现代疾病中的第二杀手，严重威胁到人类的健康，已经成为一

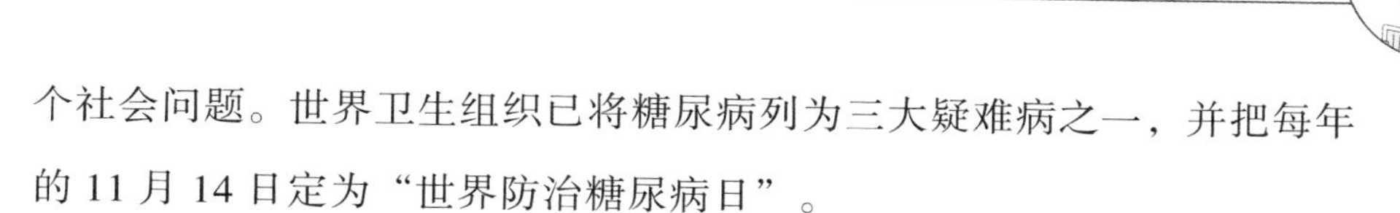

个社会问题。世界卫生组织已将糖尿病列为三大疑难病之一，并把每年的11月14日定为“世界防治糖尿病日”。

目前，在糖尿病的治疗上有了一些新突破。

1. 手术治疗

2009年，胃转流这种减肥手术被正式批准用于2型糖尿病的治疗。术后仅通过饮食控制和锻炼，就可以把血糖控制满意，达到糖尿病的缓解。

2. 内科治疗

发现了一种叫“肠促胰素”的胃肠道激素，它是食物进入肠道以后，由肠黏膜细胞分泌的一种激素，这种激素可以促进胰岛素的分泌，抑制胰高糖素的释放，从而达到降低血糖的作用。根据这个发现，研究生产出了“肠促胰素类”的降糖药物。目前有口服制剂和针剂，口服制剂有西格列汀、沙格列汀、维格列汀、利格列汀等；针剂有利拉鲁肽和艾塞那肽等。

3. 干细胞治疗

简单来说，干细胞是一类具有多种分化潜能的细胞，在适当的环境下，可以向各种细胞分化，它就像“种子”一样，在各种组织器官中生长，将一定数量的自体干细胞通过动脉导管迁移到胰腺组织中，“种子”就会在胰腺组织微环境的诱导下分化增殖为胰岛样细胞，替代损伤的胰岛 β 细胞分泌胰岛素，起到治疗糖尿病的作用。

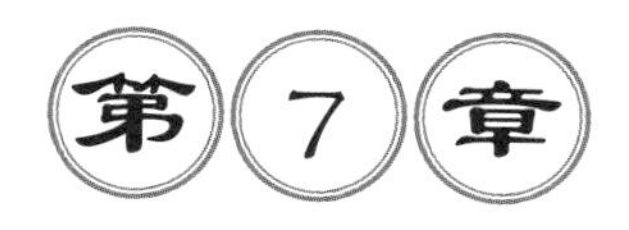

科学对待糖尿病

迄今为止，糖尿病尚不能彻底治愈，但是，如果能够驾驭好手中的“五驾马车”，遵循科学化、规范化、个体化的治疗原则，做到治必达标，那么，完全可以做到把糖尿病控制好，让患者寿命与常人无异。面对糖尿病，我们既不能满不在乎，又不能被它吓倒，要有打持久战的恒心与毅力，不能指望一蹴而就。糖尿病友要加强学习、擦亮眼睛，坚持走科学防治之路，不要被虚假广告所误导。

请看……

◎治疗糖尿病要讲科学

◎治疗糖尿病“九戒”

◎几多误解糖尿病

◎自诊自医害自己

◎虚假广告，骗你没商量

◎对糖尿病患者的几点忠告

治疗糖尿病要讲科学

糖尿病是一种常见的慢性代谢性疾病，既可导致酮症酸中毒、非酮症高渗性昏迷等急性并发症，也可导致眼、肾、神经、心脑血管、足等全身各个脏器的慢性损害。称糖尿病为“百病之源”可谓名副其实。目前，糖尿病已成为继心脑血管疾病、恶性肿瘤之后引起人类致残、致死的第三位杀手，严重影响人们的身心健康和生活质量。

迄今为止，糖尿病的病因尚未完全阐明，一旦患病，尚无法根治，需要终身控制。有些糖尿病患者的病情很轻，经过一段时间的正规治疗，临床症状消失，血糖、尿糖恢复正常，甚至不用药仅靠饮食控制也可将血糖维持在正常范围。但这并不意味着糖尿病已被治愈，如果患者放松饮食控制，血糖会再度升高，糖尿病的表现将卷土重来。因此，糖尿病需要终身治疗，并定期到医院复查。

许多患者不能正视糖尿病目前尚无法根治这一现实，总希望能找到彻底治愈糖尿病的偏方、秘方，四处打探，急不择医，结果往往被一些虚假广告或道听途说所误导，轻则贻误病情，浪费钱财，重则危及生命，酿成严重后果。有些不法商家利用义诊把保健品当作降糖药向患者推销，有的则打着“基因治疗”等高科技的幌子坑害患者。此举一例：某男性青年，从小患有 1 型糖尿病，长期用胰岛素治疗，日前通过广告得知：某门诊部研制的“纯中药制剂”能够修复致病基因，服用 2 ~ 3 个疗程

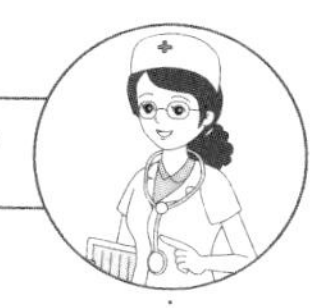

便可彻底治愈糖尿病，便信以为真，于是擅自停掉胰岛素，改服高价买来的中药，结果次日就出现了酮症酸中毒昏迷，多亏抢救及时才幸免一死。类似这样的例子还有很多。在此提醒广大患者，治疗糖尿病一定要讲科学。

糖尿病治疗是一场持久战，最有效的手段就是“五驾马车”——饮食控制、运动治疗、药物治疗、糖尿病教育以及自我血糖监测，没有其他捷径可走。所谓能够根治糖尿病的灵丹妙药一概不可信。糖尿病患者在饮食、运动及心理调整后，如血糖仍高，就应上医院，在医生的指导下接受正规的药物治疗。

糖尿病治疗药物分为四大类。

第一大类是口服降糖药。包括磺脲类（如格列本脲、消渴丸、格列齐特、格列喹酮等）、双胍类（如二甲双胍）、α-糖苷酶抑制剂（阿波卡糖、伏格列波糖）、噻唑烷二酮类（文迪雅、瑞彤）和餐时血糖调节剂（诺和龙、唐力）、DPP-Ⅳ抑制剂（如捷诺维、尼欣那）等六小类，每类药物的作用机制、适应证及使用方法均不相同，同类药物原则上不能联用。

第二大类是胰岛素。这是目前最有效的降糖药物，通过胰岛素补充或替代治疗，对于保护和修复自身胰岛功能，逆转或延缓糖尿病并发症具有重要意义。许多人对使用胰岛素有误解，怕打胰岛素后形成依赖。其实，是否需用胰岛素完全取决于患者的具体病情以及自身胰岛功能的衰竭程度。那么，哪些人需要注射胰岛素呢？①所有 1 型糖尿病患者；②妊娠期糖尿病患者；③口服降糖药失效的 2 型糖尿病患者；④处于严重应激状态（如大手术、重度感染等）或出现严重的急、慢性并发症（如酮症酸中毒、严重肝肾功能不全、糖尿病性视网膜病变等）的糖尿病患者。

第三大类是中（成）药。客观地讲，中药的降糖效果不理想，根治

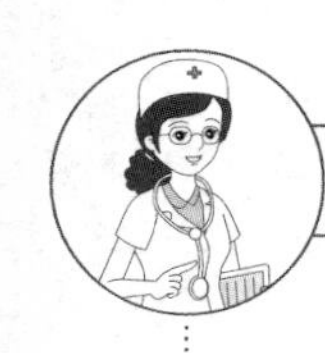

更做不到，但在改善患者症状和防治糖尿病并发症（如糖尿病肾病等）等方面有其独特的优势。一些不法厂家或江湖医生，大肆宣扬能用“纯中药”根治糖尿病，有些患者服用后也确有一定降糖效果，殊不知，其所玩的把戏不过是在中药粉末中掺入一些格列本脲、苯乙双胍之类的西药而已，希望广大糖尿病友提高警惕，不要被动听的谎言所迷惑。

第四大类是其他辅助药。因为糖尿病不仅是血糖高的问题，往往还同时有高血压、高血脂、高血黏度和肥胖，正是在这些危险因素的协同作用下，使患者的心、脑、肾、眼、下肢血管等靶器官受损，导致各种严重的慢性并发症，因此，必须对上述危险因素进行全面干预和综合治疗。有充分的证据表明，高血压对糖尿病患者的肾损害甚至比高血糖更严重，因而对糖尿病患者的血压控制应更加严格，要求控制在130/85毫米汞柱以下。

得了糖尿病并不可怕，虽不能根治但却完全可以控制，通过正确治疗，其生活质量和预后基本上和正常人相同。关键是要正确对待糖尿病，掌握有关防治知识，少走弯路，避免上当受骗，积极配合治疗，在医生指导下做到五个坚持：坚持饮食控制，坚持运动锻炼，保持情绪稳定，坚持科学用药，坚持定期监测，就可防止或延缓糖尿病并发症的发生和发展，这才是目前控制糖尿病的必由之路。

治疗糖尿病“九戒”

作为糖尿病患者，理应对自身疾病高度重视、积极治疗，因为只有这样，才能有效地预防各种急慢性并发症，改善生活质量及长期预后。但是，凡事皆要把握好“度”，对糖尿病的治疗不能矫枉过正，从一个极端走向另一个极端，否则，将会过犹不及，引发新的问题。在此，向糖尿病患者提出如下“九戒”。

一戒降糖过度

糖尿病患者往往比较担心高血糖，事实上，低血糖的危害也不小，轻者表现为心慌、出汗、头晕、瘫软无力，重者会严重损害中枢神经，导致意识障碍、昏迷乃至死亡。而且，低血糖会使交感神经兴奋性增加，血管收缩、血压升高，而导致心脑血管意外（如心肌梗死、脑血栓等）。另外，长期慢性低血糖，还会导致智力障碍甚至痴呆（特别是老年人）。

二戒节食过度

控制饮食是治疗糖尿病的基础，对于降低血糖、控制体重十分重要。但是，饮食控制不等于“饥饿疗法”，而是在保证患者基本生理活动所需的前提下，适当限制食物的总热量，同时保持营养平衡。过度节食或者偏食，将会导致营养不良、贫血、饥饿性酮症，降低机体的抵抗力和修复力，过度节食还会导致低血糖后血糖反跳性升高，不利于血糖的平稳控制。另外，饮食控制不能搞一刀切，对明显消瘦或者妊娠期的糖尿病患者，应当适当放宽饮食控制。

三戒运动过度

运动疗法也是糖尿病的基础治疗之一，对糖尿病患者益处多多。可以增加机体热量消耗，改善胰岛素抵抗，降低血糖；促进血液循环，提高心肺功能；预防骨质疏松、提高身心健康等等。但要注意运动方式，循序渐进，把握好运动强度，否则，将会适得其反。激烈的运动（属于无氧运动）可兴奋交感神经，导致儿茶酚胺等胰岛素拮抗激素的分泌增加，使血糖升高。此外，运动时间过久、运动量过大（特别是在空腹状

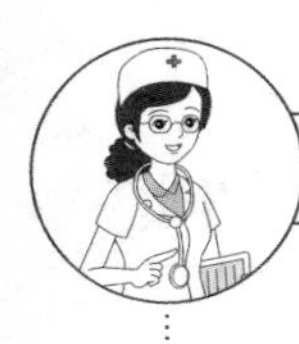

态下），将会显著增加低血糖的危险性。另外，并非所有的糖尿病患者都适合运动，例如，严重高血糖的患者、合并肾功能损害的患者、有心功能不全或心绞痛的患者，活动期眼底出血的患者都不适合运动。因此，糖尿病患者运动之前，有必要做一次全面体检。

四戒减肥过度

我们知道，肥胖是导致糖尿病的独立危险因素，对超重者减肥，有助于改善胰岛素抵抗，增加降糖药物的疗效。但是，也并非越瘦越好，应当以符合标准体重为宜。因为，过于消瘦会导致营养状况恶化，机体免疫功能以及抵抗力下降。而且，消瘦患者由于肝糖原储备降低，对低血糖的自我调节能力下降，使低血糖的危险性增加。

五戒对药物依赖过度

治疗糖尿病仅靠药物远远不够，还需要饮食控制和适当运动，后者是糖尿病治疗的基础。有些患者片面地认为只要吃上降糖药，就可以放心地敞开肚子、随意吃喝了，这种观点是完全错误的。如果不注重生活方式干预，一味地靠增加降糖用量来控制高血糖，不仅效果不好，反而会因为药量过大而增加药物的副作用。

六戒对胰岛素心理抵抗过度

有些患者担心胰岛素有成瘾性，或是嫌麻烦怕痛，因此，对胰岛素当用而不用。事实上，胰岛素既不是鸦片，也不是麻醉药品，而是一种生理性的降糖激素，根本不存在成瘾性的问题。至于是短期应用还是终身应用，则完全取决于患者自身的病情，尤其是自身胰岛的功能状况。事实上，对初诊时血糖较高的糖尿病患者实施短期胰岛素强化治疗，有助于保护和修复胰岛功能，有些患者甚至可以完全停药，单靠饮食控制便可降血糖维持正常达数年之久。

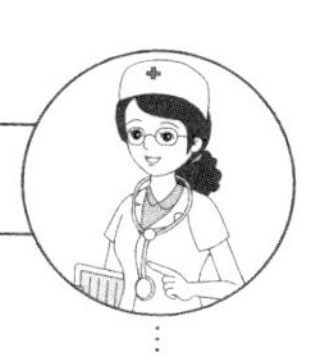

七戒焦虑过度

许多糖尿病患者心理包袱很重，经常失眠，整日沉浸在焦虑悲观、自怨自艾中不能自拔，导致血糖升高或波动。因此，一定要正确对待糖尿病，既不能不重视，也不能被它吓倒，力求保持心理平衡，以助于血糖的平稳控制。

八戒对医生依赖过度

良好的血糖控制，不是医生单方面的事，它需要患者及家属的积极参与。再好的治疗方案，也需要通过患者配合来落实。糖尿病患者大多数时间是在院外，因此，糖尿病患者要不断学习糖尿病防治知识，提高自我管理能力，而不能完全依赖医生。

九戒对糖尿病麻痹大意过度

有些患者觉得糖尿病除了血糖高点，既不影响吃喝，又没啥不适，因此满不在乎，既不控制饮食，也不正规用药。殊不知，糖尿病往往是“秋后算账”，长期高血糖会导致各种严重的慢性并发症（如失明、肾衰竭、心血管疾病、脑卒中等），到那时候，恐怕吃后悔药也来不及了。因此，糖尿病患者一定要积极治疗，切不可疏忽大意，否则日后只会自吞苦果、悔之晚矣。

几多误解糖尿病

现实生活中，老百姓对糖尿病既熟悉，又陌生。说熟悉，是因为对糖尿病耳熟能详、司空见惯；说陌生是因为对糖尿病了解不深，误解多

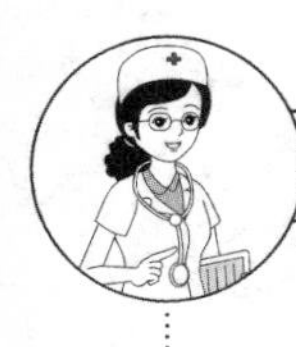

多。常见的错误认识有以下几种。

误解一：只要空腹血糖正常即可排除糖尿病。

这种认识也是错误的。在糖尿病的早期，患者基础胰岛素分泌大致正常，但胰岛储备功能下降，因而空腹血糖可以在正常范围，而主要表现为餐后血糖升高，当随机血糖或餐后2小时血糖≥11.1毫摩尔/升，同样可以诊断为糖尿病。所以，诊断是否有糖尿病，检查血糖应是全方位的，既要查空腹血糖，也要查餐后2小时血糖。空腹血糖正常，不能排除糖尿病。

误解二：只要尿中有糖就是糖尿病。

有些患者望文生义，认为尿中有糖就是糖尿病，显然这是一种错误认识。因为有些人的尿糖阳性，但却不是糖尿病。这首先要搞清尿糖是怎么来的。当血液流经肾脏时，血里的糖能要从尿中排出来，血糖浓度必须要超过“肾糖阈”才行，“肾糖阈”就像是水库的闸门，水要流出水库水位必须要高过闸门一样。一般正常人的肾糖阈为8.9～10.0毫摩尔/升（160～180毫克/分升），当人体血流中血糖超过这一水平时，才能出现尿糖。

除了糖尿病之外，下列情况同样也可以出现尿糖阳性。

（1）饥饿性糖尿。人在饥饿时突然吃过大量糖类食物，血糖迅速升高，而胰岛素分泌一时不能适应，当血糖超过肾糖阈时即出现糖尿。

（2）肾性糖尿。这种患者由于肾小管重吸收能力下降，导致肾糖阈很低，有的只有6.67毫摩尔/升（120毫克/分升），这种人饭后血糖升到6.67毫摩尔/升以上时，即出现糖尿。

（3）应激性糖尿。当机体受到严重刺激时（如脑出血、脑肿瘤、颅骨骨折、窒息、麻醉等）人体的一种应激反应，血糖迅速升高，若血糖浓度超过肾糖阈时即出现糖尿。

（4）医源性糖尿。如在短时间口服或静脉滴注大量葡萄糖，使血糖突然升高也可出现糖尿。可见，出现尿糖不一定是糖尿病，但也不能掉以轻心，一定要到医院进行相关检验才可下结论。

误解三：只要尿糖阴性就可排除糖尿病。

这是上一个问题的另一方面，这种认识同样是错误的。因为当血糖升高达到糖尿病诊断标准但未超过肾糖阈时，尽管不会出现糖尿，但患者可能属于糖尿病前期或是早期轻度糖尿病。注意：尿糖不是反映血糖的一个敏感指标，尿糖阴性不能排除糖尿病。

误解四：不控制饮食。

饮食治疗是糖尿病治疗的基础，其目的是降低餐后血糖，减轻胰岛β细胞的负担。不控制饮食而想用多服降糖药来抵消，好比“鞭打病马”，是完全错误的，而且会使药物的疗效大打折扣。

误解五：饮食控制就是控制主食，副食多吃点没事。

糖尿病患者饮食控制的一个重要原则是控制总热量，而糖类、脂肪、蛋白质均可提供热量。所以，无论主食还是副食，都需要控制。

误解六：长期用胰岛素会成瘾。

有的患者不敢长期用胰岛素，害怕成瘾。其实大可不必，因为糖尿病患者用胰岛素是对患者自身胰岛素分泌不足的补充，是生理的需要。1型糖尿病患者由于胰岛功能完全衰竭，因此需要终身使用胰岛素；2型糖尿病在某些情况下也要应用胰岛素。例如：口服降糖药失效、肝肾功能不全、出现酮症酸中毒等急性并发症、处于严重感染、创伤、手术等应激状态。至于能否停用胰岛素，这要根据具体病情，有些糖尿病患者在应激状态解除以后，可以停用胰岛素，改用口服降糖要继续治疗。

误解七：治疗糖尿病只是单纯降糖。

糖尿病是以慢性高血糖为主要特征的代谢综合征，但糖尿病的治疗

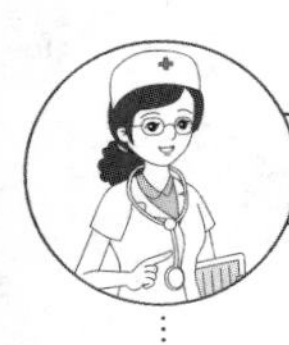

单纯降糖是远远不够的。因为糖尿病可以引起一系列代谢紊乱（如糖代谢紊乱、脂代谢紊乱等），导致动脉硬化、血压升高，引起微血管和大血管病变，如糖尿病肾病、心肌梗死、脑中风等。所以，为预防并发症的发生和发展，糖尿病治疗决不能单纯降血糖，应当全面控制各种心血管危险因素。

误解八：血糖恢复正常等于痊愈。

有一些病情较轻的糖尿病患者，经过一段正规治疗，特别是适宜的饮食控制，临床症状消失，血糖降至正常，甚至不用药也可将血糖维持在正常范围，就以为自己的糖尿病已被治愈，其实这是一种误解。以目前的科学水平，糖尿病还没有根治的办法，一旦患病，往往需要终身治疗，因此，糖尿病患者千万不要放松警惕，轻易终止治疗而导致糖尿病症状卷土重来，贻误病情，所以，打持久战是糖尿病患者必须做好的思想准备。

误解九：根据自觉症状服药。

一般说来，只有在血糖较高（＞10毫摩尔/升）时，才会出现多饮、多尿、多食和体重下降等“三多一少”典型糖尿病症状，有些老年糖尿病患者尽管血糖很高，但仍无明显自觉症状。因此，患者应根据血糖水平而不是自觉症状来调节降糖药物的用量。

误解十：血糖降得越快越好。

了解高血糖危害的患者都希望自己居高不下的血糖能迅速降到正常，能像正常人一样饮食。许多糖尿病患者以为自己的血糖是一下子升高的，其实人的血糖升高是渐进式的，只是由于人体具有一定的耐受力，在病情发展的初期阶段往往不被觉察，所以，当症状被觉察时，血糖已发生变化很久了。如果此时要把血糖快速降至正常，人体难以迅速适应，往往会出现种种不适。所以，在治疗时一定要遵照医嘱，使血糖循序渐进地降至正常。

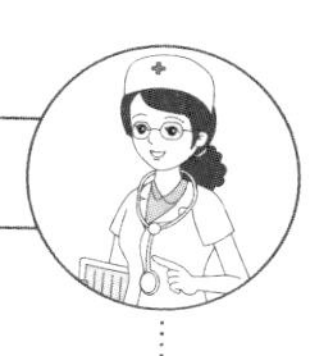

误解十一：一味追求能“根治”糖尿病的特效药。

迄今为止，无论是中药还是西药，都还不能解决糖尿病的根治问题。有的患者在虚假广告的忽悠下，放弃有效的正规治疗，四处打听购买能除根的“灵丹妙药”。到头来，既赔了钱财，又丢了健康。

误解十二：盲目担心药物的不良反应。

许多患者认为，长期服药会损伤肝肾功能。实际上，降糖药剂量只要在药典规定的范围内，都是安全的。副作用仅见于个别患者，且副作用在停药后即消失，不会带来严重的影响。其实，高血糖未得到控制与服用药物可能出现的副作用相比，前者的后果要严重得多。

自诊自医害自己

有些糖尿病患者怕花钱、图省事，自以为久病成医，凭着自己的一知半解或道听途说的“前人经验”，有病不去医院，而是选择在家里自诊自医，以为这样可以节省开支。其实这样做隐患很大，弊多利少，下面举几个临床实例，希望广大糖尿病友能从中汲取教训，引以为戒。

案例一：东施效颦，吃药盲从。

有位合并肾功能不全的2型糖尿病患者，听他的一位病友介绍“二甲双胍”降糖效果不错。于是乎也去药店买来照服，结果肾功能越来越差，还引起了乳酸酸中毒昏迷，险些丢了性命。后经医生及时调整方案，改用“胰岛素”治疗后，才得以转危为安。

点评：每个糖尿病患者的分型、胖瘦、年龄、病程、并发症各不相同，

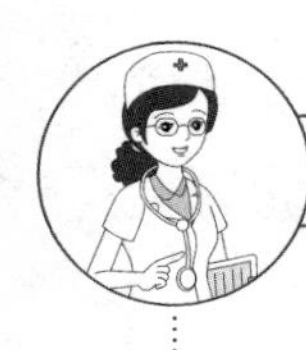

因此，用药不能千篇一律，应当由医生根据具体病情，决定用什么药以及如何用，不能听人家说什么药好就用什么。选择降糖药物的原则是：正常体重和偏瘦的患者首选磺脲类降糖药；超重和肥胖的患者首选双胍类降糖药；对肾功能不全者，禁用二甲双胍。

案例二：急于求成，险些丧命。

有位老年糖尿病患者长期用消渴丸，每次 5 粒，每日 2 次，最近自查尿糖疗效不太理想，于是自作主张，改为每次 10 粒，每日 3 次口服，结果当天夜里就出现低血糖昏迷，后经抢救虽然保住了性命，但由于低血糖时间过久，大脑严重受损，最终成了终日卧床的植物人。

点评：调整降糖药物的剂量应当慎重，一定要在医生的指导下，循序渐进地进行，不能急躁冒进，矫枉过正。要知道，低血糖往往比高血糖更危险，而且，盲目增加药量，药物的副作用也相应增加。

案例三：不遵医嘱，疗效打折。

有位糖尿病患者的血糖老是控制不好，经过了解才知道患者根本没有按医嘱服药。由于担心药吃多了对身体不好，他擅自减少用药剂量并将本应每日 3 次服用减为每日 2 次；为了图省事，他把本应餐前服用的磺脲类药物与二甲双胍类放在餐后一起服，如此擅改医嘱，药效自然不佳。

点评：每种降糖药物的疗效维持时间不同，因此，用药间隔时间也就不同，有的药需每日 3 次服用，有的每日 1 次即可；另外，还要尽可能使药物的作用高峰与血糖峰值一致，以取得最佳的降糖效果，因此，有的药需要餐前服，有的药需要餐后服。不了解这些，随意改变药物的用法，就达不到全天血糖的满意控制。

在此提醒糖尿病友，为了您的健康和安全，一定要在专科医生的指导下，严格遵守医嘱，接受正规的治疗，不要自诊自医，以避免因用药不当给自身健康造成不必要的伤害。

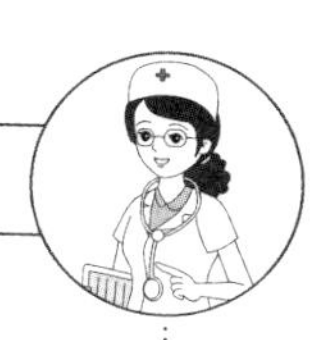

虚假广告，骗你没商量

糖尿病迄今尚不能根治，换句话说，无论是中药、西药或者其他治疗方法（如胰岛移植、基因治疗等）目前都没有解决糖尿病的根治问题。很多糖尿病病友不能正视这一现实，总梦想有一种“偏方”“秘方”或“新疗法”，既“无不良反应”，又能“药到病除”，而且“不需要控制饮食”。社会上的一些野医、药商抓住糖尿病患者这种急于根治的心理，在一些见利忘义、不负责任的新闻媒体上发布虚假广告，宣称发明了“降糖效果显著、不需控制饮食、无不良反应、停药不会反弹、服用几个疗程就可以根治糖尿病的新药或新疗法”，使许多不明真相的糖尿病患者上当受骗，这些病友损失的不仅仅是金钱，更重要的是贻误病情，错过了早期治疗的机会，给病友的健康带来难以挽回的巨大损失。作为一个有良知的长期从事糖尿病工作的医生，在此，我要向广大糖尿病病友提个醒：提高警惕，擦亮眼睛，善待您的宝贵生命。为了便于识别，笔者将骗子经常采用的招数归纳如下。

招数一：挂羊头、卖狗肉，借用中药行骗。

实事求是地讲，中药在并发症防治方面具有一定优势，但降糖效果有限，根治更谈不上。目前，有些不法药商、野医，利用一些病友对中医中药的信任和“治愈糖尿病”的急切心理，自制一些所谓的“纯中药制剂”，打着“无副作用”“可根治糖尿病”等幌子，取信于病友。为了牟取暴利及骗得病友的信任，就在中药里面添加大量价格便宜、降糖作用较强的西药（如格列本脲、苯乙双胍等），由于配制不匀，剂量不准，如果单独服用这种“中药”或与其他的西药降糖药合用，很有可能发生危及生命的严重低血糖。合并肾功能不全的病友，如果服用添加了苯乙双胍的“纯中药制剂”，还可能导致乳酸酸中毒，死亡率极高。在此忠告广大糖尿病患者，千万不能擅自到药店、私人诊所（或私人医院）购买那些“三无”（无批准文号、无药物成分介绍、无正规厂家）药品，否则后果将不堪设想。

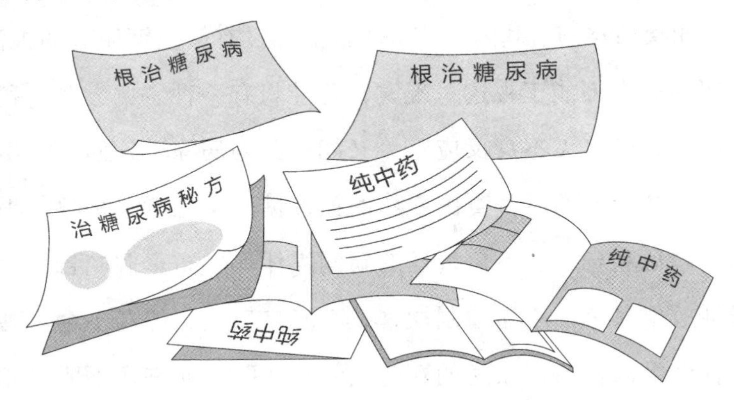

招数二：用高科技外衣包装，坑蒙拐骗。

科技发展日新月异，诸如“生物技术”“基因工程”“纳米技术”“核酸”“受体”等不仅是科学家关心的主题，也逐渐成为时下老百姓的热门话题。一些不法商家断章取义地套用这些时髦的高科技名词为其产品进行不实宣传，借以增加所宣传疗法的科技含量和诱惑力。例如，国外研究糖尿病的病因可能与基因有关时，就有广告宣称发明的中药可以“修复致病基因，彻底治愈糖尿病”。事实上，糖尿病是一种多基因遗传病，但截至目前导致糖尿病的相关基因还没搞清楚，更谈不到基因修复了。奉劝广大糖尿病友，看到有类似时髦字眼的广告宣传一定要提高警惕，防止上当受骗。

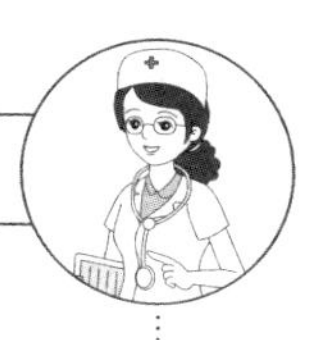

招数三：外来的“和尚”好念经。

打着“义诊”的“幌子”，以“免费测血糖”“有赠品相送”为诱饵，推销自制的高价药品，诈取不义之财。本地“和尚”的斤两，老百姓一般知根知底，缺乏说服力，很容易被识破。于是就以医院的名义请来北京、上海的远道“和尚”，与医院举行联合“义诊”，实际上是共同行骗。这些远道而来的所谓“糖尿病专家”，个个来头都不小，诸如“主任”“教授”博士生导师”“院士”等子虚乌有的头衔比比皆是，然而业内人士却闻所未闻，经过查询，往往名不符实，这些外地“专家”供职的单位要么查无此人，要么该单位原本就是一“海市蜃楼”。注意：此类活动多在一些效益不好的小医院（尤其是一些民营或系统医院）举办，靠兜售一些自治高价无批号的“名贵中药”来欺骗病友。

招数四：用部队医院做阵地，骗取百姓信任。

交纳一定租金，在部队干休所或后勤机关医院里承包科室、办院中院；或者以部队医院的名义刊登广告，专治疑难杂症，包治包好，无效退款。不问病情，不测血糖，把治不好、也吃不死的几付中药邮寄给你，当然前提是你要按他提供的银行账号先把钱汇过去。这类骗术之所以能大行其道就在于，你在明处，他在暗处，姜太公钓鱼，愿者上钩，欺骗性强，风险较小。

对糖尿病患者的几点忠告

忠告一：看糖尿病要找专科。

糖尿病诊治进展很快，非专科医生在这方面的知识更新往往有所欠

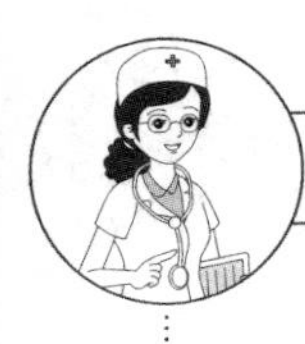

缺，过去有些观念拿到现在已经过时甚至是错误的。而糖尿病专科医生了解和掌握本专业的最新资讯，具有丰富的专业知识和临床经验，能使患者得到最先进、最科学、最规范的治疗。通过系统、全面的检查，专科医生会告诉您，究竟有没有糖尿病？是1型、2型还是其他类型？目前病情发展到什么程度，是早期、中期、还是晚期？是否已经出现了糖尿病并发症？应如何控制饮食？是否需要药物治疗，如何用药等。

忠告二：学习糖尿病知识，正确对待自身的疾病。

世界卫生组织（WHO）的一位官员说过："高质量的糖尿病及其并发症的治疗，取决于对患者的糖尿病教育"。糖尿病是一种终身性疾病，目前尚不能根治。"终身"是指从疾病确诊之日起，以后每天要坚持合理饮食及运动，控制好体重，多数患者还需长期使用药物，此外，还要定期查血糖及尿糖。要做到这些，必须掌握糖尿病防治知识，这方面知识掌握得越多，您驾驭疾病的能力就越强，就会少走弯路、避免上当受骗，就会更加积极主动地配合医生的治疗，从而使血糖得到更好地控制，避免或推迟并发症的发生。因此，患者应积极参加由当地正规医院或糖尿病协会组织的糖尿病教育活动，增进对本病的了解，也可通过科普书籍和上网来获取糖尿病的防治知识。但要记住一点，知识一定要来源于科学、权威的渠道。如从一些以赢利为目的，极不负责任的所谓"糖尿病防治"宣传中获得的知识，结果将适得其反。

忠告三：纠正不良生活方式，防止病情恶化。

糖尿病的病因复杂，与遗传因素、某些病毒感染、自体免疫、膳食结构不合理、缺乏运动、肥胖、精神过度紧张、某些药物（如糖皮质激素等）以及其他内分泌紊乱等有关。患糖尿病后，要避免多食懒动、精神紧张及熬夜，以防病情恶化。

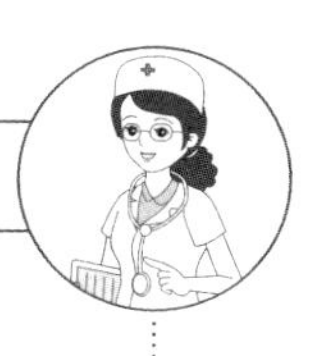

忠告四：定期门诊复查。

糖尿病患者应定期门诊复查，就诊时应将历次看病的病历、化验单以及平日在家中的血糖监测结果一并带来，供医生看病时参考。

忠告五：学会糖尿病自我监测。

良好的治疗需要医患双方的配合，患者本身也是糖尿病治疗队伍中的重要一员，要想控制好血糖、纠正代谢紊乱，患者就必须学会自我血糖（或尿糖）监测及自我保健。那种单纯依靠自觉症状评估病情的做法是绝对错误的。利用血糖仪，在家中定期进行自我血糖检测很有必要。那些经济有困难或血糖比较平稳的患者，也可用尿糖试纸，通过测尿糖来推断自己的血糖水平。正常人尿中没有葡萄糖，只有当血糖超过 10 毫摩尔 / 升（180 毫克 / 分升）时（医学上叫肾糖阈），尿中才会出现糖。糖尿病患者的肾糖阈变化较大，所以测尿糖不如测血糖准确，另外，测尿糖不能反映低血糖。购买试纸条时一定要注意上面标示的有效期。测定一定要长期有规律坚持进行。

忠告六：外出活动应做到五个携带。

第一：随身携带一张自制的糖尿病卡。卡上注明自己姓名、住址、联系电话、所患糖尿病类型、正在使用的降糖药物名称，以便发生紧急情况时，有助于医生及时施治。

第二：外出时应随身携带水壶，口渴时要及时饮水，以防高渗性昏迷的发生。

第三：衣袋内常备几块水果糖，当不能按时吃饭时，或过度运动后出现头晕、手颤、出冷汗、四肢发软、心搏加快等低血糖反应时，可及时食用。

第四：出差前一定携带平日自测血糖或尿糖的试纸和仪器，决不要随便中断测定。

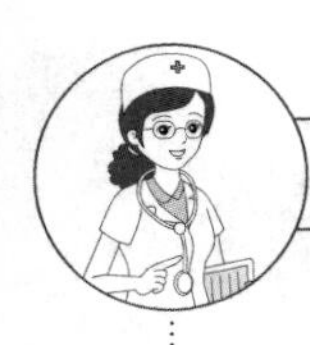

第五：凡使用降糖药物治疗的患者，应随身携带正在使用的药物，不能随意中断治疗。每天需要多次注射胰岛素的患者，改用胰岛素泵是一种安全理想的选择，它不仅能免去您一日数次注射的麻烦，让您的外出生活带来更大方便和自由，而且使您的血糖得到前所未有的理想控制，大大提高生活质量。

忠告七：与医生交朋友。

您患糖尿病之后，随时都可能遇到一些医学问题需要咨询，为了便于联络，您应主动与一位有经验的内分泌或糖尿病专科医生交朋友，与您所信赖的专家经常保持联系，在相互交往中，争取得到更多的医学支持。当遇到一些难题困扰您的时候，只要拨通电话，他一定能给您一个满意的回答，这样能减少许多麻烦，少走许多弯路。